Dr Nathalie Szapiro-Manoukian

GUÉRIR DU CANCER, ÇA N'ARRIVE PAS QU'AUX AUTRES

Albin Michel

Ouvrage publié sous la direction
de Mahaut-Mathilde Nobécourt

22 rue Huyghens, 75014 Paris

ISBN 2-226-09232-3

Entre nous

Les nouvelles que vous allez découvrir sont toutes inspirées d'authentiques témoignages. Néanmoins par respect du secret médical, aucun des véritables noms ou lieux d'habitation de ces personnes n'a été divulgué.

Autrefois atteintes d'un cancer de pronostic plus ou moins mauvais, toutes sont aujourd'hui sauvées, guéries ou vivantes avec un recul suffisant pour penser qu'elles ont échappé à la part la plus importante des récidives. Pourquoi vous conter leur histoire ? Parce que Georges, Philippe, Suzanne et les autres sont autant de preuves qu'on peut réchapper d'un cancer, même très évolutif. En acceptant de livrer une partie de ce passé pénible, ils poursuivent le même but : redonner l'espoir à ceux qui sont brutalement confrontés au cancer. Aider leur entourage qui ne sait trop comment réagir. Et prouver qu'on peut vivre après un cancer, parfois même comme avant.

Chaque histoire, unique, est suivie des commentaires d'un médecin spécialiste. Ils vous aideront à reconnaître les signes annonciateurs de toutes ces maladies. À consulter plutôt que pratiquer la politique de l'autruche. À mieux comprendre l'ensemble des armes thérapeutiques dont dispose la médecine. Aucun cancer n'est complètement invincible, rien n'est jamais perdu d'avance…

Un souvenir pour la vie

Lorsqu'il se réveille, ce matin de décembre 1985, Georges est loin de se douter que sa vie va basculer dans quelques heures. Autour de lui, personne n'a rien remarqué d'anormal. Ni sa charmante épouse qui s'affaire déjà autour du petit déjeûner, comme des milliers d'autres personnes un peu partout en France. Ni son fidèle compagnon de chasse, un braque allemand plus brave que braque. Pas même ses trois enfants encore eus la veille au téléphone pour un projet commun de voyage autour du monde...

C'est donc d'un pas énergique que Georges se dirige vers la salle-de-bains, où une mauvaise surprise l'attend. Oh, rien d'assez grandiose pour mettre brutalement sa vie sans dessus-dessous ! Plutôt un évènement dérangeant, juste assez ennuyeux pour semer le trouble dans son esprit. Un imprévu de toute petite taille, qu'il découvre en se rasant sur un air d'opéra. Il s'agit d'un ganglion apparu au niveau de son cou. Un minuscule ganglion, bien trop petit pour affoler son propriétaire, d'autant que Georges n'est pas de ceux qui paniquent. Chef d'entreprise, à la tête de trois établissements en plein essor, il est de la trempe des fonceurs. Et face à lui, le miroir renvoie l'image bien droite d'un homme décidé au regard bleu limpide, un homme en parfaite santé.

Quant au ganglion, il n'est même pas visible ! S'il n'avait pas ses doigts pour lui prouver le contraire, Georges jurerait que ce ganglion est pur produit de son imagination. Celle d'un cerveau un peu trop surmené...

Il est vrai qu'il a beaucoup travaillé ces derniers temps : des affaires à Paris, en Province et même à l'étranger l'ont promené d'aéroports en quais de gare, aux quatre coins de la planète. Or Georges a maintenant 63 ans. Même s'il est encore très dynamique, la fatigue se fait plus vite sentir. Il apprécie alors de se retrouver dans sa maison du bord de Loire, aux environs d'Angers. De la baie vitrée du salon, on voit passer péniches et bâteaux de plaisance, promeneurs et chiens solitaires. Un vrai petit coin de paradis vert où le temps s'étire paresseusement, avec langueur. Un endroit si charmant et si haut en couleurs, qu'on ne peut imaginer que le trouble gris et le doute noir y aient un jour leur place...

À n'importe quel autre moment de son existence, Georges aurait oublié la présence de ce ganglion sitôt le seuil de la salle-de-bains franchi. Mais voilà ! On est en décembre 85, et ce n'est pas une année ordinaire pour cet amoureux de la vie. En effet, deux mois auparavant, Georges a perdu un ami cher. Un autre passionné des ballades en forêt. Un homme avec lequel il a parcouru des dizaines de kilomètres dans l'épaisseur des fougères et des sentiers battus. Dans la fraîcheur de la terre et des talus pointus. Dans le parfum des clairières et le chant des cornus.

Or cet ami du dimanche n'est pas mort de mort naturelle. Non, c'est un pernicieux cancer qui l'a soudain emporté au virage de la quarantaine. Une maladie infâme nommée Hodgkin. Et de cette affection, Georges n'a plus qu'un seul souvenir : elle se manifeste, entre autres, par l'apparition de ganglions indolores dans le cou, les aisselles, les plis inguinaux...

C'est donc le souvenir de son ami et uniquement ce souvenir qui l'incite à consulter son généraliste dans les plus brefs délais. Et c'est encore ce même souvenir qui l'empêche d'entendre les bonnes paroles réconfortantes de son médecin. Qu'y a-t-il en effet, de plus banal qu'un ganglion ? Tout le monde peut en avoir à l'occasion d'une infection, même minime. Une angine anodine, une plaie surinfectée, une rage de dent et les voilà qui apparaissent... Consciencieux, le généraliste demande toutefois un bilan sanguin. Son résultat, parfaitement normal, le rassure complètement. Lui, mais pas Geoges. Car sans qu'il puisse expliquer pourquoi, Georges se sent encore anxieux, envahi par un curieux sentiment de gêne, d'autant plus inexplicable que ce n'est pas dans son tempérament. Et ce qu'il va trouver deux jours plus tard n'est pas fait pour lui ôter son trouble...

En effet, comme dans un mauvais film, le scénario infernal se répète : en se rasant dans sa même salle-de-bains, devant le même miroir, Georges sent un second ganglion de l'autre côté du cou. Et deux ganglions en quelques jours chez cet homme d'un esprit rationnel, c'est trop.

D'autant qu'à bien y réfléchir, il est aussi plus fatigué qu'à la normale. C'en est assez pour que Georges demande un second avis professionnel : celui d'un pharmacien qu'il connaît de longue date. La réponse ne se fait pas attendre : l'apothicaire n'est guère plus inquiet que son confrère. Et Georges peut lui faire confiance car il en a vu d'autres !

Devant ce flot de paroles rassurantes, pourquoi Georges n'arrive-t-il donc pas à tranquilliser son esprit ? Est-ce son tempérament obstiné qui lui vaut d'aller jusqu'au bout des choses, tant dans sa vie privée que professionnelle ? Est-ce une sorte de sixième sens invisible ou de pressentiment impalpable ? Est-ce encore le souvenir saisissant de cet ami disparu ? Toujours est-il que Georges décide de ne pas en rester là, et c'est à un ami cardiologue qu'il rend visite cette fois. Mais ce professionnel de la santé n'est pas plus affecté par ce ballet de ganglions que ses deux confrères : Georges ferait mieux d'oublier cette histoire trop banale pour être sérieuse. C'est ce que lui cardiologue, se dépêcherait de faire s'il était à sa place ! C'est pourtant ce dont Georges se sent le moins capable en ce jour de décembre, si semblable à une journée d'hiver ordinaire pour des milliers d'autres Français. Aussi, devant son malaise persistant, le cardiologue lui suggère de prendre, à l'occasion, un rendez-vous au centre de lutte contre le cancer d'Angers. Aux grands maux, les grands remèdes : là au moins, on saura le rassurer avec les mots et les examens qui conviennent !

Lorsqu'il appelle, dès son retour, pour prendre rendez-vous avec le Chef du service de cancérologie, Georges se surprend lui-même. Mu par il ne sait quel instinct, il demande un rendez-vous en urgence, arguant le fait que ses ganglions sont très gros ! En vérité, ils font tout juste quelques millimètres et Georges n'a pas l'habitude de mentir : c'est même le défaut qu'il déteste le plus. Mais ce mensonge-là est plus fort que lui, peut-être parce qu'il lui vient d'un souvenir indélébile : celui de son ami le promeneur, arraché à la vie par une vile maladie. Quoi qu'il en soit, ce rendez-vous impromptu, il l'obtient et pas plus tard que pour le lendemain.

Pendant ce temps, sa femme ne se doute toujours de rien. Pas plus que son chien brun qui danse de l'arrière-train. À la radio, la station diffuse la même musique d'opéra, celle qui a marqué la découverte du premier ganglion. Cette nuit-là, Georges dort d'un sommeil agité où compagnons à quatre pattes, musiciens et blouses blanches se lancent dans une ronde endiablée...

Le lendemain, il retrouve néanmoins un pas décidé pour se rendre au centre de lutte contre le cancer d'Angers. Juste au moment de franchir la porte, une pointe d'angoisse l'étreint : c'est toujours difficile quand c'est la première fois. Un jour, il a bien franchi la porte d'un centre similaire, mais c'était pour venir voir son ami, celui qui n'est plus de ce monde... Un long couloir, une salle d'attente...

Et voilà Georges qui se demande soudain s'il ne sera pas ridicule avec ses deux minuscules ganglions, alors que tant d'autres viennent pour des problèmes beaucoup plus importants. Mais non, il ne l'est pas! Le cancérologue assis en face de lui l'écoute avec la plus grande attention. Voilà des années qu'il se bat avec ses confrères pour inciter ses contemporains à consulter en cas de doute : en effet, un cancer pris à son début a toutes les chances de guérir.

D'ailleurs, pour ce qui est de Georges, le cancérologue décide de poursuivre les investigations, par sécurité, par pure précaution. Sitôt dit, sitôt fait : la ponction de l'un des ganglions est réalisé le jour-même, et Georges regagne son bureau, le cœur presque léger. Il saura bientôt de quoi il retourne! Et toute vérité lui semble plus facile que ce doute sournois et lancinant qui l'empêche de se concentrer au bureau, d'être totalement serein lorsqu'il rentre chez lui, de dormir du sommeil de l'ange. Sans doute lui annoncera-t-on qu'il s'agit d'une maladie bénigne, au pire des cas, d'un cancer débutant qu'il se fera soigner dans les règles de l'art. Ne dit-on pas qu'il faut connaître son ennemi, pour réussir à le combattre? Eh bien cette fois, ce n'est plus qu'une question de jours...

La météo se montrant sous un jour plus clément, Georges en profite pour faire une grande ballade avec le chien braque. L'hiver donne un aspect presque sauvage aux bords de Loire. Les branches sans feuilles des arbres s'étirent vers tous les horizons, comme pour happer un coin de ciel bleuâtre.

Plus loin, sur un arbre perché, un corbeau occupe la toute dernière branche, fier comme le capitaine d'un navire lorsqu'il arrive au port.

Le répit de Georges n'est, hélas, que de courte durée. Trois jours seulement après son prélèvement, il reçoit une convocation téléphonique au bureau, un de ces coups de fil qui vous laisse sans appel. La ponction doit être complétée par une biopsie sous anesthésie générale et par une lymphographie. Cet examen consiste à radiographier le tissu ganglionnaire après injection d'un produit de contraste dans les vaisseaux lymphatiques, toutes les heures pendant quatre heures pour en connaître la vitesse d'évolution. Et ce, sans tarder, puisqu'il est convoqué pour le lendemain... Pendant ce temps, partout en France, des milliers d'acheteurs se pressent pour leurs achats de fin d'année : l'heure est au « joyeux noël » et à la « bonne santé ». Seul le ciel du bord de Loire est redevenu gris.

Lorsqu'il se présente à nouveau au centre de lutte contre le cancer d'Angers, Georges a mille questions à poser à ses interlocuteurs. Sa femme le dit courageux et ses collègues, déterminé et volontaire. Aussi, ses interrogations sont-elles directes : est-ce grave ? Est-ce un cancer ? Quelles sont mes chances ? La réponse est plutôt vague : deux hochements de tête et un visage décomposé qui ne laissent rien présager de bon. De toute façon, les médecins en sauront plus après cet examen... Georges aussi et pour être bien certain qu'on ne lui cachera rien, il leur dit plusieurs fois être prêt à tout entendre.

La vérité crue plutôt qu'un mensonge même partiel ! Il insiste. Il veut savoir. Tout connaître de son état. Pourquoi ? Notamment parce qu'il a d'importantes affaires en cours et doit prendre ses dispositions si besoin est. Il veut même connaître ses chances de survie. Quand on sait, on prend les bonnes décisions…

Devant l'insistance de Georges, l'un des médecins lui explique, non sans mal, que l'affaire est effectivement grave. Non seulement il s'agit d'un cancer, mais en plus il se développe très rapidement. Dans le jargon médical, on parle de lymphome non hodgkinien de haut grade, et celui-ci est tout particulièrement agressif. La chimiothérapie doit donc rapidement débuter et l'hospitalisation est prévue pour bientôt, dès le deuxième jour de cette nouvelle année. Quant aux pronostics, ils sont toujours difficiles à faire : de l'ordre d'une chance sur trois, si les cellules cancéreuses sont sensibles à la chimiothérapie. Aucune chance de survie dans le cas contraire. Et pas moyen de savoir d'avance si le traitement réussira…

C'est tout et c'est beaucoup d'un coup. Lorsque le médecin s'arrête de lui parler, Georges reste plongé plusieurs minutes dans le silence. En sortant de l'hôpital, il est encore abasourdi. Quelques jours auparavant, il projetait de réunir toute sa famille au cours d'un grand voyage. Aujourd'hui, son proche avenir se résume à jouer sa vie à pile ou face. Pile, la chimiothérapie marche. Face, elle est inefficace.

Et quand tant d'autres préparent les fêtes dans l'allégresse, il doit annoncer la terrible nouvelle à sa femme. Certes, il ne voudrait pas qu'un autre que lui s'en charge. Pourtant, au moment de le faire, les mots s'entremêlent dans sa tête. Comment donc expliquer à celle qu'on aime, que l'inimaginable, l'invraisemblable s'est produit ?

Lorsqu'on fait un cauchemar, aussi terrible soit-il, le réveil y met fin en quelques secondes. Mais la réalité, elle, ne s'arrête pas comme ça. Impossible de dire « pouce » comme dans ses jeux d'enfants ou de laisser son personnage au vestiaire. Impossible de troquer son vilain cancer contre une maladie plus douce, une de ces affections dont on sait qu'elle disparaîtra sous cinq jours.

Pourtant Georges espère. Puisque le traitement a une petite probabilité de réussite, il veut saisir cette chance. Il accepte donc d'entrer à l'hôpital, où pas moins de vingt et une séances de chimiothérapie et quarante-trois séances de rayons l'attendent. Un traitement très lourd pour cancer très sévère...

Nul ne se souvient encore de ce qu'il faisait le 2 janvier 1986, en dehors de ceux qui fêtaient une naissance, un anniversaire ou un mariage. Mais Georges, lui, se souvient. Sa lymphographie – examen consistant à radiographier l'ensemble de ses ganglions – est alors si spectaculaire, que la radiologue s'empresse d'appeler tous ses collègues afin qu'ils voient « une image fabuleuse », celle d'un corps grouillant de ganglions.

C'est aussi ce même jour fatidique que commence son premier protocole de chimiothérapie, avec à son issue, l'échec ou la vie sauve.

Mais Georges ne veut envisager le pire. Dans les moments les plus difficiles, c'est au voyage promis à ses enfants qu'il repense. Et ce voyage, il le fera car il est de la race des obstinés. Peu importe la destination ! Un jour, il imagine un safari au Kenya, un autre, une croisière au Cap Nord. En tout cas, il y croit...

C'est donc plein d'espoir et plus que jamais décidé à s'en sortir qu'il retourne chaque fois au centre de lutte contre le cancer d'Angers. Les séances de chimiothérapie se succèdent, au rythme de trois en deux semaines suivies de deux semaines de repos. En vérité, seul le mardi qui correspond au jour des séances est synonyme d'arrêt de travail forcé : Georges l'emploie à la lecture, l'une de ses multiples passions. Le reste de la semaine en revanche, il continue de diriger ses sociétés, de sa maison, de son jardin ou encore de son lit quand il se sent trop faible. Mais jamais il ne s'arrête ou se fait remplacer, pas plus qu'il n'a recours à un tiers pour l'emmener à l'hôpital. Lorsqu'il se déplace, c'est avec sa voiture. Et quand une décision est prise dans l'une des entreprises, c'est avec son accord !

Pourquoi déployer tant d'énergie ? Peut-être par besoin de se prouver sa force, ou encore pour rassurer sa famille. Un entourage qui sait se montrer présent, toujours avec doigté, sans jamais le materner, ce qu'il n'aurait guère supporté.

Un entourage qui lui prouve aussi son affection par le biais de mille petites attentions. C'est tantôt son fils aîné, pilote de ligne, qui l'appelle au retour d'un long courrier pour lui passer un gentil bonjour. Tantôt sa femme qui arrive mieux que personne à l'intéresser à tout ce qui ne touche pas sa maladie. Ou bien une infirmière qui l'aide dans ses paperasseries, lorsque la perfusion le gêne pour travailler. Ou encore, un ami grossiste lui faisant porter des cageots d'avocats, ceux dont Georges raffole… Seul son chien braque est parfois témoin d'une défaillance, lorsqu'il le promène au coucher du soleil sur des bords de Loire plus sauvages que jamais. Et si c'était là son tout dernier printemps ?

Ces longs mois de traitement, Georges les vit comme des années. En mai où chacun fait ce qu'il lui plaît, il est même prêt à tout abandonner : le traitement, le service et tous les protocoles. Mais un « ange-médecin » est là pour le soutenir, l'empêcher de commettre l'irréparable. Pendant deux heures, il discute, écoute, tente de persuader. Si Georges arrête, il signe son arrêt de mort. La tumeur est encore en lui, qui n'attend que l'arrêt de la chimiothérapie pour mieux regrossir, l'empoisonner de l'intérieur. Et lorsque Georges retrouve ce même médecin encore présent tard le soir dans le service, terminant le travail non accompli l'après-midi du fait du temps passé avec lui, il se dit qu'il doit se reprendre, continuer, persister. Et le voilà qui retrouve son rôle de patient complice suivant consciencieusement le traitement qu'on lui administre.

Bien sûr, cette période n'a rien de facile : en six mois, il perd jusqu'à 25 kilos. Ce qui l'encourage, c'est de savoir que sa chair et ses muscles ne sont pas seuls à fondre : des milliards de cellules cancéreuses partent aussi en fumée...

Six mois de chimiothérapie ont fait de Georges un autre homme. Un homme libre de tout ganglion ! Fin juin 86, une première bataille est gagnée, mais c'est encore la guerre. Pour plus de sécurité, il devra donc passer par des séances de radiothérapie après une courte trêve de quatre semaines. C'est le mois de juillet et les journaux télévisés n'ont d'yeux que pour les plages, le soleil et la mer...

En août, quand des millions de touristes se croisent sur les routes, Georges lui, prend le chemin des rayons. Il les enchaîne scrupuleusement durant l'été et l'automne 86, jusqu'au 14 novembre, 9 heures 30 du matin. Une date et une heure mémorables : ceux qui marquent la fin de son traitement !

Cependant, le corps médical ne l'abandonne pas encore tout à fait. Georges a droit à une visite de surveillance d'abord tous les deux jours, puis toutes les semaines et enfin tous les quinze jours. Elles deviendront mensuelles, trimestrielles, biannuelles et annuelles par la suite...

Bien que très fatigué par la radiothérapie, Georges ne rate aucune occasion de se promener avec son chien sur les quais de Loire, s'émerveillant chaque fois d'être encore en vie, appréciant plus que jamais de regarder le long fleuve.

Il est aussi présent sur les terrains de golf, même s'il ne va pas souvent au bout des dix-huit trous. Fidèle à l'ouverture de la chasse, il court beaucoup les bois, entouré d'amis de longue date. Octobre le surprend même au mariage d'un voisin où il fait une curieuse rencontre : un cousin très éloigné qui le tenait pour mort, tant il l'avait vu mal quelques mois auparavant. Ce n'est d'ailleurs pas le seul. Un jour où il se rend au cimetière, Georges rencontre plusieurs amis. À leur regard pétrifié et leurs phrases restées brutalement en suspens, il comprend que c'est de sa propre mort dont ses amis parlaient...

Quand enfin il en finit avec ses séances de radiothérapie, Georges reprend sa vie active antérieure, à quelques nuances près. En effet, il n'est plus question maintenant de négliger quelque signe que ce soit, pour lui, comme pour son entourage. Le grain de beauté que sa femme avait dans le dos depuis sa naissance est ainsi rayé de son existence du jour où il fait mine de grossir... Plus question non plus de se laisser envahir par la routine et le train-train quotidien. Ce voyage auquel Georges a si souvent songé, il doit prendre le temps de le faire. Aussi emmène-t-il dès que possible tout son petit monde – femme, enfants et leurs conjoints – à Venise, pour une semaine idyllique. À partir de maintenant, il en sera ainsi de tous les projets qui lui tiennent à cœur.

Enfin, lui qui était toujours pressé trouve aujourd'hui le temps de s'occuper des autres, d'être plus à leur écoute. Il rend visite aux personnes atteintes d'un cancer chaque fois qu'il pense pouvoir leur offrir son soutien.

Il s'agit tantôt d'une vieille connaissance ou d'un voisin. Tantôt d'une femme aperçue au centre de lutte contre le cancer alors qu'elle pleurait. Simplement en leur contant son histoire, Georges arrive à leur donner un brin confiance, un peu d'espoir, une ébauche de soulagement. Après tout, beaucoup l'ont cru perdu ! Or Georges a maintenant 74 ans et se plaît à rappeler qu'il ne prend aucun médicament, que sa santé fait même bien des envieux !

C'est en novembre 94, qu'il a appris de la bouche du

cancérologue que sa guérison était enfin officielle. Sauvé, il est aujourd'hui sauvé! Grâce à l'équipe médicale, sa femme, son entourage, sa propre volonté. Et surtout grâce au souvenir de son ami disparu sans lequel il n'aurait jamais consulté. Un ami qui lui voulait du bien...

L'avis du professeur Francis Larra et du docteur Rémy Delva, Centre de lutte contre le cancer d'Angers

Chaque année, environ 5 à 7 000 nouveaux cas de lymphomes non hodgkiniens sont diagnostiqués en France (près de 1 500 nouveaux cas pour les lymphomes de Hodgkin). Les hommes sont un peu plus souvent touchés que les femmes, avec un pic de fréquence entre cinquante et soixante ans.

Aucun facteur de risque classique (tabagisme, éthylisme, etc.) n'a pu être mis en évidence. En revanche, il semble bien exister une corrélation entre lymphomes non hodgkiniens et certains virus (EBV, HTLV1 et HIV). Les affections à l'origine de déficits immunitaires sévères peuvent aussi favoriser l'apparition d'un tel lymphome.

Les signes annonciateurs sont très divers selon que le lymphome non hodgkinien est de type ganglionnaire ou diffus. Dans le cas des lymphomes non hodgkiniens de type ganglionnaire ou dans la maladie de Hodgkin, c'est l'apparition d'un ou plusieurs ganglion qui va donner l'alerte : de tailles variables, rarement douloureux, ces ganglions se singularisent par leur caractère isolé (en dehors de toute maladie infectieuse) et leur persistance dans le temps.

Dans le cas des lymphomes non hodgkiniens de type diffus, les symptômes varient selon la localisation de la tumeur : ainsi, un lymphome thoracique peut se traduire par des essoufflements; un lymphome abdominal, par des troubles digestifs, etc. Là encore, c'est le caractère anormalement persistant du symptôme (au-delà de trois-quatre semaines) qui doit donner l'alerte. Mieux vaut consulter au moindre doute plutôt que laisser évoluer une tumeur !

Le diagnostic d'un lymphome non hodgkinien repose sur le prélèvement biopsique et l'analyse au microscope du ganglion ou de la masse suspecte. Il arrive souvent que le diagnostic de lymphome soit posé au cours d'une intervention chirurgicale motivée par les signes de la maladie : occlusion intestinale, hémorragie digestive, etc. Selon que la vitesse de multiplication des cellules cancéreuses est élevée ou lente, on distingue respectivement les lymphomes non hodgkiniens de haut grade, comme dans le cas de Georges et les lymphomes de bas grade.

Paradoxalement, c'est avec les lymphomes de haut grade, ainsi appelés parce que la tumeur est très agressive, que les meilleurs résultats sont actuellement obtenus, à condition de traiter rapidement. Leur diagnostic doit donc être le plus précoce possible. Le traitement de ces formes de lymphomes relève de la chimiothérapie éventuellement associée à une radiothérapie, alors que la chirurgie n'est pas un traitement de première intention. Lorsque le lymphome répond d'emblée à la chimiothérapie, on dit qu'il est chimiosensible, et les chances de guérison sont alors maximales.

Lorsque la réponse obtenue est partielle, les médecins peuvent encore changer de protocole de chimiothérapie ou intensifier le traitement. Dans ce cas, les doses des médicaments administrés sont très fortes, à l'origine d'une aplasie médullaire complète (la moelle osseuse ne produit plus de cellules sanguines). Pour remédier à cet état incompatible avec la survie du malade, une autogreffe de moelle est indispensable. Elle consiste à transfuser au patient un peu de sa moelle osseuse qu'on aura pris soin de prélever avant le stade de l'aplasie. Cette solution, encore expérimentale, est envisagée chez les sujets les plus jeunes et uniquement en cas de rechutes.

Concernant les lymphomes non hodgkiniens de bas grade, ainsi appelés parce qu'ils évoluent à bas bruit, la réponse à la chimiothérapie est initialement bonne, mais les patients font des rechutes constantes et finissent par mourir de leur maladie. Cependant, l'évolution de ce type de lymphome est très lente, et plus de la moitié des patients sont encore en vie après dix années d'évolution. Tout comme dans les lymphomes de haut grade, des tentatives d'intensification du traitement avec autogreffe de moelle osseuse sont effectuées chez les sujets les plus jeunes dans l'espoir d'augmenter leur espérance de vie et donc d'améliorer leur pronostic...

Cela n'arrive pas qu'aux autres!

Août 92, sous le soleil de Floride. Des pieds nus foulent le sable d'une plage blonde infinie. Des baigneurs chantent les vagues de l'océan couleur carte postale. Des mains douces caressent les dos d'huiles aux senteurs exotiques. Mais Philippe, lui, traîne son angoisse à travers le pays!

Pourtant, il n'a aucune raison d'être inquiet. Pas de mauvaise surprise du côté de l'hôtel, pas d'ennuis mécaniques avec la voiture de location, pas même un portefeuille volé durant ce séjour qui s'annonce idyllique. Comme n'importe quel touriste, Philipppe sait bien que ce genre d'incidents, ça n'arrive pas qu'aux autres. Mais il préfère croire en sa bonne étoile!

En attendant, rien à redire non plus du côté de son entourage : sa femme est charmante, son petit garçon souriant et leur entente familiale vraiment bonne. Ses amis sont sympathiques, le voyage parfaitement organisé, les sports nautiques à portée de la main et les vagues, toutes fidèles au rendez-vous. Sans oublier la vision de dizaines de motocyclettes excentriques qui l'ont tant fait rêver quand il avait vingt ans...

Aujourd'hui, il en a quatorze de plus. Cela compte, même s'il ne les paraît pas avec ses cheveux en brosse et son visage poupin d'ordinaire si souriant. Mais ce n'est toujours pas la raison de son inquiétude. Ses trente-quatre ans, il les assume dans la joie et la bonne humeur !

Mais alors, qu'est-ce qui ne va pas ? Philippe a beau chercher, il n'y a rien, mais vraiment rien qui puisse expliquer son anxiété. Si encore il était soucieux de nature ! Mais pas du tout, il est d'un naturel optimiste et la simple idée d'un voyage en Floride suffit habituellement à le mettre d'excellente humeur...

Cet été 92, pourtant, les vacances se passent, mais l'angoisse, elle, ne cède pas. Collant à Philippe comme son ombre, elle le suit lorsqu'il monte dans l'avion par 35 degrés à l'ombre et est encore présente à son atterrissage dans un Paris tout gris. Ce chaud et froid lui vaut une bonne toux en prime. De sorte que Philippe reprend le chemin du travail, bronzé peut-être, mais vraiment pas au mieux de sa forme physique et morale !

Avec septembre, rien ne va plus. Sa toux s'aggrave de jour en jour, jusqu'à devenir très importante, complètement disproportionnée par rapport au simple coup de froid qu'il pense avoir attrapé en arrivant sur Paris. Son médecin traitant étant en vacances, il consulte son remplaçant qui ne trouve rien à l'examen cardiopulmonaire. Curieusement, il met sa toux sèche sur le compte d'une hypothétique arthrose, lui expliquant que contrairement à une idée reçue, cela n'arrive pas qu'aux seules personnes âgées ! Mais cette réponse ne satisfait pas du tout Philippe.

Il consulte donc un autre généraliste, sans plus de succès, car cet original accuse cette fois son mode alimentaire d'être la cause de ses tourments. S'il tousse ainsi, c'est parce qu'il mange trop de poissons crus et autres spécialités japonaises ! Or, s'il y a bien une chose que Philippe déteste, c'est qu'on lui raconte des sornettes. Il a autrefois commencé des études de médecine et même s'il a stoppé en fin de seconde année, ne se sentant pas l'âme d'un carabin, il en a gardé quelques notions de base. Jugeant ce dernier médecin des plus fantaisistes, il préfère donc se tourner vers un cardiologue de sa connaissance. De toute façon, plusieurs avis valent mieux qu'un...

Là encore, le spécialiste retrouve un examen clinique normal et ne s'explique pas cette toux plutôt insolite. La pratique d'une échocardiographie ne lui apprend rien de plus, et les antécédents médicaux de Philippe ne sont guère plus parlants : le jeune homme n'est pas fumeur et ne l'a jamais été, ce qui permet d'éliminer un certain nombre de pathologies respiratoires. Faute de pouvoir poser un diagnostic plus précis, le spécialiste le rassure donc comme il peut et le renvoie chez lui. Ainsi, malgré sa toux persistante et son angoisse inexpliquée, Philippe reprend le rythme fou de nombreux Parisiens : lever aux aurores, petit déjeuner rapide, bain d'embouteillages, visites à des clients potentiels à qui il essaie de vendre des ordinateurs, déjeuners d'affaires, rendez-vous programmés, coups de fils inattendus, nouveau bain de pollution et retour au domicile à des heures parfois tardives.

Bien que très fatigué, il lui arrive pourtant de mettre deux heures avant de s'endormir, tant il est pris par de fortes quintes de toux dès qu'il s'allonge. Et comble de la malchance, cette toux irascible s'éternise jusqu'à la mi-septembre... Date fatidique où tout va très vite basculer pour ce jeune homme si sympathique.

Alors qu'il se repose tranquillement chez lui lors d'un week-end bien mérité, Philippe est pris d'une quinte de toux plus violente que les autres et recrache un liquide blanc mousseux qui ne présage rien de bon. Ne souhaitant pas revoir les mêmes médecins que ceux déjà consultés, il décide de s'adresser à quelqu'un officiellement reconnu pour son sérieux : rien de moins qu'un chef de service de médecine interne qu'il a récemment informatisé. Le connaissant personnellement, Philippe n'a aucun mal a obtenir un rendez-vous pour le lundi matin. Un lundi pas vraiment au soleil où tout s'accélère comme dans un film mélo-dramatique. Les histoires surréalistes, ça ne se voit pas qu'au cinéma...

En moins d'une heure, en effet, le praticien fait un prestigieux diagnostic de lymphome qui n'est autre qu'un cancer des ganglions. Comment? Grâce à une simple radiographie pulmonaire retrouvant l'image d'une grosse masse de part et d'autre de la trachée. Elle est tellement volumineuse que même un novice ne pourrait passer à côté... Mais encore faut-il que cet examen soit demandé!

On est finalement bien loin des histoires d'arthrose cervicale, de poissons crus japonais ou de toux inexplicable! Philippe s'avoue lui-même impressionné. Ce professeur capable de trouver la cause de tous ses maux, la vraie, en un temps record fait figure d'extraterrestre à côté de ses prédécesseurs!

Mais ce n'est pas le tout! Maintenant que Philippe sait qu'il a un lymphome, il souhaite se faire soigner au plus vite. Un quart d'heure après l'annonce de sa maladie seulement, il se retrouve donc dans une chambre d'hôpital. Triste? Non! Inquiet? Même pas! C'est paradoxalement lorsqu'il apprend qu'il a un cancer que Philippe retrouve son optimisme naturel. Au moins, il est fixé! Et comme un cancer, ça n'arrive pas qu'aux autres, il s'est toujours préparé à cette éventualité. L'essentiel est de savoir que cela se soigne. D'ailleurs, il entend bien être mis au courant du programme médical prévu à son intention. Malade, peut-être, mais il estime avoir son mot à dire!

À peine a-t-il le temps de penser à ce qui l'attend, que déjà, une femme chirurgien entre dans sa chambre et lui annonce qu'il sera opéré par ses soins sous deux jours ! Des prélèvements doivent être réalisés afin de connaître très exactement le type et la nature de ce lymphome, car le protocole thérapeutique en dépend. Pour Philippe, on nage en pleine science-fiction ! Voilà effectivement un chirurgien qui connaît déjà tout de son dossier, qui a même programmé son intervention, alors que lui n'a même pas eu le temps de prévenir sa propre femme de son hospitalisation !

Difficile de faire plus vite, n'en déplaise aux mauvaises langues rapportant qu'on perd toujours beaucoup de temps à l'hôpital...

Le lendemain de son hospitalisation est tout aussi chargé. Après un bilan sanguin habituel, Philippe passe un scanner thoracique confirmant le diagnostic de lymphome. Puis, il rencontre différents membres de l'équipe soignante qui lui expliquent les différentes étapes de son traitement. Le surlendemain, il est opéré comme prévu et la tumeur part en analyse, tandis qu'il regagne temporairement son domicile après ces quelques jours d'hospitalisation bien remplis. Dire que son horoscope annonçait calme plat et ambiance morose !

Après seulement une petite semaine passée chez lui, Philippe retrouve le chemin de l'hôpital afin de subir quatre cures de chimiothérapie d'une durée de trois semaines chacune. Les résultats du prélèvement étant arrivés entre temps, le type de lymphome qu'a Philippe n'a plus de secret pour son équipe soignante. Il s'agit d'un lymphome lymphoblastique, une forme foudroyante en l'absence de traitement mais répondant heureusement assez bien aux protocoles de chimiothérapie des années 90. Toutefois, s'il avait eu cette même maladie quelques années plus tôt, Philippe en serait mort en l'espace de six mois...

Quoique longues et pénibles, ce ne sont pas les chimiothérapies qui ennuient le plus Philippe, mais les ponctions lombaires qui les accompagnent.

Pourquoi toutes ces piqûres ? Parce que les produits médicamenteux entrant dans son protocole doivent arriver jusqu'au cerveau – *via* le liquide céphalo-rachidien – et ainsi éviter une métastase cérébrale, relativement fréquente dans ce type de lymphome. Or, l'un des internes du service se montre si maladroit en faisant sa ponction, que Philippe, furieux, le met à la porte ! Il est malade, peut-être, mais certainement pas masochiste et encore moins muet. Se laisser piquer par un malhabile sous prétexte qu'il porte une blouse blanche, ça jamais ! Philippe vivant, il ne garde pas sa langue dans sa poche, de sorte que tout le monde est au courant de ses revendications, depuis le simple aide soignant jusqu'au chef du service ! Il incite même ses compagnons d'infortune à ne surtout pas se laisser manipuler comme des objets. Ils ont mal ? Qu'ils le disent ! Ils ne comprennent pas la nécessité de tel ou tel examen ? Qu'ils s'informent ! Ils ne supportent pas un traitement ? Qu'ils se plaignent et demandent à être soulagés ! À chacun de prendre en mains sa destinée, à l'hôpital comme dans la vie...

Ainsi, sous des abords rigolards, Philippe n'est pas toujours un malade très facile. Lorsqu'il s'aperçoit qu'on lui passe toujours ses perfusions l'après-midi, il se fâche une fois de plus : ces satanés liquides le font uriner toute la nuit, l'empêchant de dormir. Néanmoins, lorsque les infirmières lui expliquent que cet inconvénient est de toute première nécessité, sous peine d'accident rénal, Philippe se calme aussitôt et se montre même des plus coopératifs !

Heureusement, la patience des infirmières est à toute épreuve, et la jeunesse et le dynamisme de Philippe plaident en sa faveur. Mieux vaut le voir grincheux qu'apathique !

Tandis que Philippe se fait remarquer avec ses revendications multiples, sa femme stoppe tout travail afin de se rendre complètement disponible. Elle est présente à l'hôpital dans les moments les plus délicats. Lui change les idées quand il ne supporte plus la nullité des programmes télévisés. Court lui acheter l'aliment convoité, lorsqu'il craque devant une publicité gourmande. Veille à son sommeil lorsqu'il s'écroule exténué, après avoir joué quelques minutes seulement avec son ordinateur. Lui cuisine des petits plats pour lui faire oublier la nourriture insipide de l'hôpital. Est enfin à son chevet lorsqu'il rentre au domicile, épuisé après une nouvelle cure de chimiothérapie. Quant à leur fils alors âgé de quatre ans, il est surtout étonné par le nouveau visage de son père : Philippe n'a plus un cheveu et ne cherche même pas à s'en cacher...

Entre chimiothérapies et périodes de repos, Philippe perd quelque peu la notion du temps. Très fatigué, il doit cesser totalement et brusquement son activité. Résultat, la société d'informatique pour laquelle il travaillait et dont il est aussi le principal actionnaire fait faillite peu de temps après son départ. Les problèmes professionnels, ça n'arrive pas qu'aux autres, surtout en cas de maladie grave ou prolongée.

La différence, c'est que l'optimisme naturel de Philippe lui permet de surmonter cette épreuve sans trop s'inquiéter ou se stresser. Sa vieille société est morte, vive la nouvelle : celle qu'il se dépêchera de créer, sitôt ses forces revenues!

En attendant, pour se changer les idées, il s'offre une semaine aux îles Canaries avec sa femme et son fils unique. On est fin janvier 93, et Philippe sort tout juste d'une cure de chimiothérapie. Il est même attendu dix jours plus tard pour une greffe de moelle osseuse, ce qui ne l'empêche pas de vouloir jouer les aventuriers! Sur place, il commence par louer un véhicule tout terrain, pensant tâter du relief et s'amuser un peu avant de se retrouver en chambre stérile. Mais il a la mauvaise surprise de ne pouvoir conduire son véhicule. Il est à un tel stade d'épuisement que le simple fait de tourner le volant représente un effort démentiel, bien trop important pour lui ! Obligé de rendre le véhicule, son séjour se termine donc sous le signe du repos, du soleil et de la plage. Loin des nuages gris de la banlieue parisienne, loin des soucis quotidiens que lui inflige son traitement. Ici, toutes les conversations tournent autour de la beauté du paysage. Le malheur, la misère, personne n'en parle. Et c'est peut-être ce que Philippe apprécie le plus dans ses vacances : ne plus entendre parler de sa maladie ou de son hospitalisation…

De retour à Paris, Philippe subit d'emblée une forte irradiation dans un hôpital spécialisé, afin de tuer le maximum de cellules cancéreuses présentes dans sa moelle osseuse. Bien que très fatigué à l'issue de son irradiation, il a un gros regret, celui de ne pouvoir retourner en hélicoptère jusqu'à son hôpital d'origine du fait du mauvais temps ! Encore une aventure à laquelle il ne peut participer ! Et comme son irradiation l'a privé de toute défense immunitaire, Philippe passe les jours qui suivent en chambre stérile, où il bénéficie d'une greffe de moelle osseuse. Cloîtré dans sa chambre, jamais le temps ne lui semble aussi long.

Mais pour sa femme qui vient le regarder dormir durant des heures, emmaillotée dans des vêtements stériles trop chauds, coupée de lui par un épais rideau en plastique, l'épreuve est encore plus difficile. La mort, c'est toujours plus grave pour les autres, pour ceux qui restent, pour ceux qui assistent impuissants, sans trop savoir que faire. Or, là devant elle, avec son crâne nu, ses traits tirés, endormi dans sa bulle, Philippe lui semble tellement fragile…

Fragile, mais résistant ! Car une fois de plus, Philippe passe cette épreuve avec succès, quittant sa chambre stérile quinze jours seulement après son irradiation…

En quelques semaines, il arrive même à rayer cet épisode de sa vie, retrouvant peu à peu ses bonnes et mauvaises habitudes, ses vieux amis de toujours et son humour caustique. Oubliés les ponctions lombaires, les cures de chimiothérapie, les internes maladroits, les lits peu confortables et les chambres tristounettes !

Envolés les piqûres douloureuses, les examens désagréables et les longues heures d'attente, au point que Philippe vit avec l'impression que c'est un autre que lui qui a eu son cancer !

Aujourd'hui, il ne s'en souvient plus qu'à l'occasion de ses visites de contrôle, soit une fois par semestre : le lymphome, c'est définitivement du passé et lui ne vit que pour le présent ou le futur. Il a d'ailleurs retrouvé l'ensemble de ses activités antérieures : une profession commerciale dans le domaine de l'informatique et des loisirs voués aux sports de glisse dont le ski, la planche à voile et même les patins à roulettes afin de dérider son fils qu'il trouve un peu trop intellectuel.

De son côté, sa femme a repris ses études afin de devenir institutrice. Le couple vit maintenant comme tant d'autres, peut-être un peu plus uni, un peu plus dynamique et surtout plus optimiste que jamais. Certes, ils savent mieux que personne qu'avoir un cancer est toujours du domaine du possible. Mais ils savent aussi qu'en guérir, ça n'arrive pas qu'aux autres !

L'avis du professeur Philippe Casassus, chef de l'unité d'hématologie de l'hôpital Avicenne, à Bobigny

Il existe une trentaine de formes différentes de lymphomes. Rares, ils touchent environ 5/100 000 habitants. Leur gravité varie selon le type de cellules touchées, l'âge du patient, la localisation de la tumeur, etc.

Le lymphome lymphoblastique, comme celui présenté par Philippe, fait partie des formes les plus graves, mais aussi des formes les plus rares puisqu'il ne représente que 5 % des lymphomes de l'adulte (33 % de la totalité des lymphomes de l'enfant). Il s'agit d'une tumeur développée à partir du tissu lymphoïde qui comprend les ganglions lymphatiques, la rate, la moelle osseuse et le thymus (organe situé au milieu du thorax). Aucun facteur de risque n'a jamais été identifié pour ce type de lymphome.

Ce lymphome lymphoblastique a plusieurs particularités. D'abord, il peut atteindre les méninges et le cerveau. Cette complication est suffisamment fréquente pour qu'un traitement préventif soit fait de façon systématique : il consiste à injecter des chimiothérapies par le biais d'une ponction lombaire, en plus de la chimiothérapie intraveineuse habituelle. Autre particularité de ce lymphome, ses cellules se multiplient très vite.

Ainsi, la tumeur peut doubler de volume en quelques jours seulement ! Mais c'est aussi parce que sa vitesse de multiplication est élevée que ce lymphome est si sensible à la chimiothérapie.

Les signes annonciateurs de la maladie dépendent de la localisation de la tumeur. Très souvent, le thymus est atteint : dans ce cas, le patient peut se plaindre de troubles respiratoires (toux, essoufflement, etc.), et l'on retrouve une grosse masse tumorale à la radio pulmonaire. Lorsque la tumeur est de taille importante, elle peut aussi gêner la circulation veineuse, entraînant un gonflement du cou, voire, une cyanose du visage. Lorsque la tumeur est localisée au niveau du cerveau, différents signes neurologiques comme une paralysie faciale, une anesthésie de la houppe du menton, etc., peuvent apparaître. Dans tous les cas, il est essentiel de consulter très vite, dès l'apparition des premiers signes : en effet, ce type de lymphome peut atteindre un stade critique, en l'espace de quelques semaines seulement.

Il y a encore quinze ans, les traitements étaient insuffisants pour éradiquer la maladie. Résultat, les patients faisaient des rechutes quasi inéluctables et avaient une espérance de vie moyenne de six mois à un an environ. Aujourd'hui, les médecins disposent de traitements beaucoup plus forts, tellement puissants qu'ils nécessitent de faire une autogreffe de moelle osseuse sous peine de mettre le patient en aplasie médullaire complète, c'est-à-dire, dans l'incapacité de fabriquer globules rouges, globules blancs et plaquettes indispensables à la vie.

En contrepartie, ces traitements très lourds permettent de guérir plus de trois quarts des malades. Le pronostic de cette affection a donc complètement changé en l'espace de quelques années !

Dans un proche avenir, les techniques d'autogreffe de moelle osseuse vont encore se simplifier. On devrait pouvoir obtenir les mêmes résultats avec beaucoup moins de cellules de moelle et des produits nouveaux capables de stimuler l'activité de cette moelle. L'intérêt de ce progrès ? Donner la possibilité à un plus grand nombre de malades encore, de bénéficier d'une autogreffe de moelle osseuse et donc, d'un traitement chimiothérapique très puissant...

Une étrange lassitude

En arrivant au péage de l'autoroute, Louis gare sa voiture comme des milliers d'autres fois, fredonnant un air à la mode. Du poste de péage central, la main d'un collègue se tend en sa direction, annonçant d'un signal jovial que tout va pour le mieux. Sur la route, point d'embouteillage. Et dans le ciel, aucun orage. Il fait même presque chaud à cette heure matinale où Louis reprend son poste de chef receveur du péage. Face à lui, les sourires des automobilistes défilent le temps d'un échange de ticket et de menue monnaie. En une journée de travail, il peut en voir des centaines, en particulier au moment des vacances quand le Var devient le point de mire de très nombreux touristes. Mais pour ce premier jour du printemps 1981, le flux est encore calme avec un maximum de vingt véhicules par heure.

Entre deux limousines et trois décapotables, Louis songe au studio qu'il veut aménager dans le sous-sol de son pavillon. De l'espace, il en a. De la patience et du courage aussi, comme se plaît à le répéter sa femme, toujours admirative devant les chantiers de son grand Louis de mari. La maison, c'est lui qui l'a transformée de ses propres mains, des vrais doigts de maçon ayant l'amour du travail bien fait. Il est vrai qu'avant d'être victime d'une hernie discale, Louis était agriculteur dans la région toulousaine. Aussi, le travail dur ne lui fait pas vraiment peur…

Encore faut-il avoir du temps, car des travaux de cette envergure ne se contentent pas de deux heures grapillées deci-delà. Un rapide coup d'œil sur le calendrier lui confirme qu'il a cinq jours de libre la semaine prochaine. C'est l'occasion rêvée pour mettre son projet à exécution, comme promis à sa cadette de vingt et un ans. D'ailleurs, elle s'y voit déjà dans son petit appartement : elle le veut blanc avec des murs en lambris et du carrelage aux pieds parce que c'est frais l'été et plus pratique à nettoyer !

Quand arrive le jour J des travaux, Louis se lève aux aurores d'une excellente humeur. Il sait exactement ce qu'il doit faire : voilà plus d'une semaine qu'il y pense. Après un rapide café, il descend donc retrouver tournevis et perceuse, ne sortant plus de sa cave que pour souffler un peu. Or essoufflé, il l'est plus qu'à l'accoutumée. Lui, qui a l'habitude de travailler des heures sans s'arrêter, est aujourd'hui obligé de multiplier les pauses. Poser le carrelage par exemple, lui demande un effort bien plus grand que d'habitude. Et plusieurs fois le tournevis lui échappe des mains. Des mains habituellement si habiles ! Mais il en faut bien plus pour inquiéter cet homme. À cinquante-deux ans, Louis est toujours grand et fort. D'ailleurs, en terminant entièrement son studio dans les soixante-douze heures, il le prouve !

Le premier avril lui joue pourtant un drôle de poisson. Une fatigue brutale et un petit pic de fièvre ont raison de sa bonne volonté. Voilà qui ne lui était pas arrivé depuis des années, car Louis n'est pas souvent malade.

Mettant ces deux symptômes indésirables sur le compte de l'effort – il a vraiment travaillé dur pendant ces trois derniers jours –, Louis se contente d'attendre que cela passe, s'octroyant une journée plus tranquille. Mais qu'on ne s'y trompe pas! Pour cet amoureux du beau travail, le repos est synonyme de jardinage, avec au programme, taille des haies, chasse aux mauvaises herbes et bêchage… ou plus, si opportunités!

Il regagne ensuite normalement son poste de péage, sa fièvre ayant disparu en l'espace de deux jours. Seule sa fatigue persiste. Mais là encore, il en faut plus pour impressionner l'homme : après tout, ce n'est qu'une petite lassitude probablement liée à la sortie de l'hiver ou à un quelconque virus, et Louis n'est pas du genre à s'écouter ou s'arrêter pour si peu…

Avec le retour des beaux jours, il multiplie ballades, voyages et visites des amis, toujours accompagné de sa femme. Proche de Fréjus et de Saint-Raphaël, leur région ne manque pas de charme et les entraîne tantôt vers des terres aux couleurs du soleil, tantôt vers une mer bleue d'azur comme l'air. Bons vivants, ils ne refusent jamais d'être de sortie et là non plus, ce ne sont pas les occasions qui manquent. Pour rien au monde, ils ne rateraient la fête de la Saint-Jean ou le mariage de la cousine! Fins gourmets, ils s'accordent de chouettes soirée restaurant, prenant soin toutefois de ne pas faire trop d'excès : Louis s'étant récemment découvert un diabète, il doit éviter confiseries et corps gras, interdit qu'il observe sans trop de mal. Ici, c'est le pays du poisson!

Tandis que l'été passe sous le signe du bonheur tranquille, Louis en oublie presque sa lassitude insolite… Du moins jusqu'en septembre. Car alors qu'il bricole dans sa vaste maison, une brusque douleur thoracique l'étreint, l'empêchant de jouer plus encore du marteau. Il est aussi terriblement essoufflé et ça, ce n'est vraiment pas normal car Louis est plutôt sportif. Devant ces deux symptômes, le médecin appelé pense à une péricardite – inflammation de la membrane enveloppant le cœur – d'origine probablement virale. Son diagnostic est d'ailleurs confirmé par une échographie cardiaque et Louis, mis sous anti-inflammatoires et au repos. S'il se montre raisonnable, tout devrait rapidement entrer dans l'ordre, ce n'est qu'une question de jours. Deux semaines plus tard en effet, tout va de nouveau pour le mieux à un petit détail près : douleur et essoufflement se sont bien évanouis, mais la sensation de fatigue, elle, persiste... Une fois de plus. Une fois de trop!

Aussi, lorsqu'il revoit son médecin pour vérifier la bonne santé de son péricarde, Louis se décide enfin à lui parler de sa drôle de lassitude. Cela fait bien six mois qu'elle dure maintenant. Même s'il n'est pas inquiet, il voudrait retrouver sa forme habituelle. À cinquante-deux ans, docteur, on n'est pas encore vieux! L'examen clinique ne montrant rien de particulier, une prise de sang est donc prescrite. Elle retrouve une anémie et un effondrement du taux de ses plaquettes, celles qui jouent un rôle capital dans la formation du caillot en cas de plaie.

Afin d'être certain qu'il ne s'agit pas d'une simple erreur de laboratoire, son médecin lui prescrit un nouvel examen biologique, à réaliser d'ici quelques jours. Aussitôt dit, aussitôt fait. Profitant ensuite qu'un infirmier fait une piqûre à sa femme pour une banale histoire de lombalgie, le couple montre à celui-ci à tout hasard les nouveaux résultats obtenus. L'infirmier, interloqué par les chiffres alarmants qu'il a sous les yeux, appelle immédiatement le médecin traitant de Louis : les taux de globules rouges et de plaquettes ont encore diminué. Cette fois, il y a urgence, et Louis est hospitalisé le jour-même dans le service d'hématologie de l'hôpital Cimiez à Nice.

Un peu surpris par la tournure soudaine des évènements, Louis s'installe néanmoins confiant dans sa nouvelle chambre : à aucun moment, il ne pense au pire. Un jeune médecin vient d'ailleurs lui expliquer qu'il a une « forte anémie », d'où l'origine de sa fatigue. En attendant, que Louis se repose car d'autres examens l'attendent dès cet après-midi : une ponction sternale en particulier, qui consiste à lui prélever un peu de sa moelle osseuse au niveau du sternum, pour analyse. Or, c'est dans la moelle que sont fabriquées les cellules circulant dans le sang, dont les globules rouges et les plaquettes qui lui font tant défaut…

Pendant toute la durée de son séjour hospitalier, Louis n'a d'autres versions que celle d'une « anémie ». C'est donc avec un moral d'acier qu'il aborde son traitement, même si les soins sont souvent pénibles. Et ils le sont !

Il doit notamment rester trois semaines dans une chambre stérile où il reçoit un traitement intraveineux qui lui fait perdre tous ses cheveux. Enfin, il passe par des périodes de fatigue encore plus intenses, où le moindre geste courant lui demande un effort surhumain…

Cependant, Louis garde toujours confiance : une anémie, ça se soigne ! Non seulement il n'est pas homme à se laisser abattre, mais en plus il ne veut pas se laisser aller. Chaque matin, aidé d'une infirmière ou de sa femme, il s'astreint à faire sa toilette et se montrer présentable, quel que soit son état. Lorsqu'ils font leur visite, les médecins le retrouvent donc assis dans le lit ou le fauteuil, mais jamais avachi sous des draps moites de sueur. Certes, Louis dort beaucoup, mais il lit aussi et écoute les informations tant qu'il peut. Il ne souhaite pas se couper du reste du monde !

Quant à son épouse, elle multiplie ses visites, lui offrant chaque fois un visage souriant. Pour le distraire et lui donner l'impression d'être encore chez lui, elle ne rate pas une occasion de lui rapporter de croustillantes anecdotes sur ses collègues, voisins et amis. Louis doit être au courant de tout, même de détails aussi futiles que la dernière tenue portée par sa cadette ou la couleur de la voiture neuve des voisins... Ensuite, lorsqu'il sort de sa bulle stérile, sa femme lui concocte mille petits plats à base de fruits, de légumes frais et de poissons directement achetés auprès des pêcheurs : un peu comme s'il mangeait à la maison...

Elle va jusqu'à lui apporter quelques-uns de ses objets usuels, afin qu'il se sente aussi dans ses meubles.

Enfin, puisque Louis ne peut rendre momentanément visite à ses filles, ce sont elles qui viennent le voir, accompagnées de leur plus beau sourire. Sa fille aînée qui se trouve à Dakar revient même tout spécialement en France pour lui rendre une petite visite, lui promettant de revenir bientôt. Or cette visite inattendue ne surprend pas Louis : dans la famille, ils sont si proches! La cadette, elle, vient le voir aussi souvent que possible en sortant de son travail. De sorte que son séjour hospitalier s'écoule finalement assez vite.

Pour sa femme en revanche, le temps paraît beaucoup plus long. Bien des soirs, de grosses larmes coulent de ses yeux inquiets. Souvent, même, elle prie. Elle implore pour que Louis se sorte de la terrible maladie dont le médecin lui a tout dit, alors qu'ils étaient seuls, loin de portée des oreilles de son pauvre mari. Si jamais il savait, qui sait quelle serait sa réaction?

Après plusieurs semaines d'hospitalisation et un traitement difficile, Louis est autorisé à rentrer chez lui. Sa femme n'ose presque y croire : il sera donc présent pour les fêtes de fin d'année, lui que personne ne pensait voir passer l'automne. À la nouvelle année, il s'accorde même une coupe de champagne, levant son verre aux longues années qu'il lui reste à vivre avec sa charmante épouse!

Tout n'est pas finit pour autant. En effet, son histoire « d'anémie » est sérieuse, et tout peut encore arriver, notamment une récidive qui lui serait fatale. On lui demande donc de revenir régulièrement à l'hôpital afin de subir différentes cures en externe. Il doit aussi revoir l'hématologue à raison d'une fois par mois lors de la première année. Pour Louis, ce n'est qu'une formalité. Mais pour sa femme qui en sait trop, chaque retour à l'hôpital est une nouvelle épreuve. D'ailleurs, un jour elle craque : après un léger mieux, Louis se sent à nouveau fatigué. Et s'il allait mourir ? La voilà donc qui doute un peu, beaucoup, puis, qui désespère. Mais non, un homme en blanc est là, qui discute et la rassure : Louis a passé le plus dur, il va, il doit s'en sortir. Il n'y a qu'à regarder ses yeux, ce ne sont pas ceux d'un mourant... Alors sa femme regarde les grands yeux bleus de Louis. Dedans, elle peut y lire toute la gentillesse et la patience de son caractère. Elle peut aussi y voir les nombreux projets qu'il a en tête. Dans ces yeux-là, il n'y a guère de place pour le découragement. Encore moins pour le néant. C'est le médecin qui a raison, Louis ne va pas lâcher ! Combien, ô combien elle a eu raison de ne rien lui dire...

De doutes en espoirs, jours, semaines et mois s'étirent lentement. Février 82 les entraîne à Toulouse : la femme de Louis a décidé de le sortir de son univers de piqûres et de ponctions sternales. Adieu linge blanc, murs fades et odeur d'éther !

Vive les robes colorées, les murs roses et les fleurs odorantes, que Louis se plaît à respirer le temps d'un court week-end. L'expérience leur réussit d'ailleurs fort bien, Louis et sa femme oubliant presque la maladie. Ils la renouvellent donc aussi souvent que possible, allant par monts et par vaux dans une direction toujours opposée à celle de l'hôpital.

Au printemps, ils poussent jusqu'à Lourdes, s'offrant un pélerinage. Au milieu de dizaines d'handicapés et autres malheureux, la femme de Louis prie, supplie, conjure, invoque... Même si Louis ne se sent pas mieux au cours du séjour, elle au moins décompresse. Elle puise dans ce lieu saint assez de forces pour affronter les visites de contrôle, les bilans et les résultats.

Lors de la deuxième année, le rythme des visites diminue : Louis voit son médecin une seule fois par trimestre. Les dernières prises de sang sont bonnes et l'un d'eux parle même de rémission complète. Louis est enfin sur la voie de la guérison!

D'aileurs, quand arrive la troisième année, il voit son hématologue une seule fois par semestre, pas plus. En tout, sa surveillance aura duré trois ans. Pas moins de trois années pour une simple lassitude! Mais, était-ce vraiment une fatigue si banale?

C'est à la fin de la deuxième année de son traitement, que Louis apprend la vérité de la bouche de sa femme. Il n'avait pas une simple anémie, mais plus exactement un cancer très grave pour le début des années 80.

Une maladie maligne du sang baptisée leucémie aiguë myéloblastique par le corps médical...

Lorsque les résultats de sa ponction sternale sont arrivés, le chef du service a tout de suite convoqué l'épouse de Louis : on lui donnait au mieux cinq chances sur cent de s'en sortir (aucune chance dans les années 70) et dans le pire des cas, pas plus de quelques mois à vivre. Étant donné ce pronostic effroyable, le médecin conseillait de prévenir le reste de la famille et de prendre toutes les dispositions nécessaires! Sa femme avait cependant refusé qu'il soit averti de sa triste situation de peur qu'il se laisse glisser vers la mort, sans essayer de se battre : le père de Louis étant décédé des suites d'une leucémie, cela n'aurait fait qu'accroître son désarroi... En rentrant au domicile, elle avait prévenu ses filles. À trois, elles avaient décidé d'afficher un visage toujours serein devant Louis : ne dit-on pas que la bonne humeur est contagieuse?

Aussi, deux ans plus tard, lorsqu'il apprend la vérité sur sa maladie, Louis est le plus surpris des hommes. Jamais, il n'a soupçonné de cancer. Jamais il n'a imaginé le pire : sa femme, ses filles lui semblaient tellement gaies! Aujourd'hui, il se demande encore si ce n'est pas cette certitude, cette conviction absolue de pouvoir guérir qui l'a un peu sauvé. Aurait-il seulement eu la force de se battre s'il s'était cru perdu? Des chances de survie réduites à 5 %, c'est peu, surtout pour celui qui est concerné. D'autant que c'est toujours dans ces moments-là qu'un membre plus ou moins proche de votre entourage arrive la bouche en cœur pour vous conter l'histoire d'un type atteint du même cancer que vous, mais qui malheureusement est mort l'année dernière!

Tant qu'on a la santé, il est facile de dire que rien ne vaut la vérité! Mais le jour où l'on est vraiment malade, on voit peut être les choses autrement. Comme le dit si bien le proverbe, l'espoir fait vivre. Et l'espoir, on peut tous en donner : vous comme moi...

L'avis du professeur Philippe Casassus, chef de l'unité d'hématologie de l'hôpital Avicenne, à Bobigny

La leucémie aiguë myéloblastique est due à la multiplication anormale des myéloblastes, cellules de la moelle osseuse à l'origine de certains globules blancs du sang. Cette multiplication anarchique empêche par ailleurs la fabrication normale des autres globules du sang.

Elle ne doit pas être confondue avec d'autres leucémies aiguës comme la leucémie aiguë lymphoblastique : due à la multiplication anarchique d'une autre cellule de la moelle osseuse (le lymphoblaste, à l'origine des lymphocytes du sang), celle-ci est plus fréquente chez l'enfant et de bien meilleur pronostic, avec un taux de guérison proche de 75 %.

Assez rare, la leucémie aiguë myéloblastique touche 3-4/100 000 habitants en France. On peut la rencontrer à tout âge, avec un pic de fréquence chez le sujet âgé. On ne lui connaît pas de facteur de risque classique, en particulier, cette affection n'est pas héréditaire.

Les signes d'appel sont liés au manque de production des cellules sanguines normales. Ainsi, fatigue, essoufflement et pâleur peuvent révéler un manque de globules rouges. Hémorragies spontanées, taches de sang sur la peau, hématomes au moindre choc traduisent le manque de plaquettes. Fièvre, infections répétées ou sévères signent le manque de globules blancs.

La chimiothérapie en est le traitement habituel. Elle permet d'obtenir une rémission complète, c'est-à-dire la disparition apparente des cellules leucémiques de la moelle osseuse, chez 80 % des patients. En fait, les cellules leucémiques n'ont pas totalement disparu, mais elles persistent en trop petit nombre pour être repérées et pour empêcher les autres cellules de se multiplier, du moins, pendant quelques temps. Car les rechutes sont fréquentes (95 % des cas) et de moins en moins sensibles à la chimiothérapie.

C'est pourquoi depuis une dizaine d'années, on préfère utiliser chaque fois que possible, des médicaments très agressifs, à fortes doses, suivis d'une irradiation de la moelle osseuse afin de tuer toutes les cellules leucémiques jusqu'à la dernière. De tels traitements entraînent une aplasie médullaire complète (la moelle osseuse ne produit pratiquement plus de cellules sanguines) incompatible avec la survie de l'individu, à moins de lui faire ensuite une greffe de moelle osseuse. Lorsque la moelle provient d'un frère ou d'une sœur ayant le même groupe de globules blancs, il s'agit d'une allogreffe. Grâce à ce protocole, la moitié des patients greffés guérisse de leur leucémie aiguë myéloblastique. Cependant, seuls 20 % des patients bénéficient d'un tel traitement, tout le monde n'ayant pas de frère ou de sœur susceptible de faire un don de moelle.

Pour les autres (soit envion 60 % des patients), on peut encore proposer une autogreffe de moelle : elle consiste à prélever un peu de moelle au patient lui-même après une ou deux cures de chimiothérapie très fortes (lorsque les cellules leucémiques ne sont plus visibles). Le patient est ensuite irradié, puis, la moelle prélevée est réinjectée par transfusion avec l'espoir que le nombre de cellules leucémiques qu'elle contient soit tellement faible que l'immunité arrive à toutes les éliminer. L'autogreffe de moelle permettrait de guérir 25 à 30 % des patients qui en bénéficient.

Grâce à ces thérapeutiques très lourdes, près d'un tiers des leucémies aiguës myéloblastiques peut aujourd'hui guérir, contre 5 % seulement dans les années 80 et 0 % dans les années 70.

Une lésion peut en cacher une autre…

Pierre est un homme heureux ! À quarante-huit ans, il occupe un poste de directeur technique dans une importante société parisienne à la tête de plusieurs usines. Sa vie familiale est aussi une belle réussite : un mariage solide, quatre beaux enfants. Des valeurs sûres pour un homme dynamique, travailleur et résolu, un homme robuste !

Mais en octobre 78, Pierre se frotte à plus fort que lui, contre un bureau en bois massif qui lui arrache un hurlement de douleur. En se levant de son siège, sa cuisse a cogné un coin du meuble. Dans ce combat inégal, la chair n'a pas fait un round et Pierre, pourtant peu douillet d'ordinaire, grimace sous l'effet de surprise. Le meuble, lui, est resté de marbre. Ressortant de la pièce en boitillant, Pierre se rend directement au parking où il regagne sa voiture neuve couleur métallisée, puis son douillet appartement parisien : la souffrance, lancinante, ne lui permet pas de faire un pas de plus. Sitôt rentré chez lui, il se plonge dans un bain chaud bouillonnant. Là au moins, entre bulles et mousse, il oublie en partie sa mésaventure, enfin jusqu'au lendemain. À son réveil en effet, il a la désagréable surprise de constater qu'un bel hématome de la taille d'une pêche a élu domicile sur sa cuisse…

Le temps arrangeant bien les choses, Pierre ne pense plus du tout à son histoire de bureau sanglant, d'angle assassin et de cuisse meurtrie. Quand arrive le mois de décembre, il est même à 625 kilomètres de la capitale, haut perché dans la jolie station de l'Alpe-d'Huez en Isère. À quarante-huit ans, il a acquis assez d'expérience pour être à l'aise sur toutes les pistes. Grand, droit, hyperactif, Pierre a du style, de la technique, de l'endurance et de l'aplomb. Avec son blouson et sa combinaison tricolores, certains touristes le prennent même pour un moniteur, lui demandant son avis sur le temps, sur une piste ou sur un geste technique, ce qui n'est pas pour lui déplaire. Pierre a toujours aimé encadrer les autres, être le premier et aller de l'avant. Or, dans cette station touristique ultramoderne, les défis à relever ne manquent pas. Finalement, la montagne, c'est un peu le reflet de sa vie : elle est faite de pentes douces et abruptes, de murs escarpés et d'obstacles qu'il s'amuse à franchir. Pierre n'est pas de ceux qui se découragent en cas de contretemps. Il cherche, essaie et trouve une solution…

En rentrant d'une belle journée de ski dédiée à la conquête de la neige, il se découvre une boule un peu douloureuse dans la cuisse, or, à sa souvenance, il n'a pas fait de chute récente, ni pris de mauvais coup. Mais qu'à cela ne tienne, il a déjà résolu des problèmes bien plus importants ! Plutôt que chercher plus longtemps quelle en est l'origine, se jeter sur la première crème venue ou attendre passivement que la boule disparaisse, il se rend immédiatement au centre médical le plus proche.

N'est-ce pas en effet la meilleure solution ? En haute montagne, les médecins ont tous l'habitude des pathologies traumatiques, ils ne devraient avoir aucun mal à soigner ce qu'il pense être un claquage. En fait, le cas de Pierre pose plus de problèmes qu'il ne l'aurait imaginé. L'examen clinique et la radiographie retrouvent bien une lésion, mais une lésion qui n'a rien d'habituel et qui ne semble même pas d'origine traumatique. On lui demande donc de prendre contact avec son médecin traitant une fois de retour sur Paris.

N'étant pas du genre à perdre du temps, Pierre prend sur l'heure un rendez-vous avec un chirurgien de sa connaissance. Puis, il boucle ses valises le jour-même. Le lendemain, il est sur la route de la capitale et le surlendemain, en visite chez ledit chirurgien. Autrefois, ce dernier a sauvé la vie de son épouse menacée par une grossesse extra-utérine, c'est dire s'il lui accorde toute sa confiance. L'homme est d'ailleurs plutôt sympathique : d'un naturel franc, relativement sûr de lui, il sait s'attirer le respect et la considération des petits et grands de ce monde. Après examen, le chirurgien lui donne son avis sans l'ombre d'une hésitation : la lésion doit être retirée lors d'une petite intervention chirurgicale dont il veut bien se charger. Pierre lui a rapporté son coup malheureux contre le bureau survenu trois mois auparavant. Le médecin pense donc à une possible histoire d'hématome surinfecté par un agent microbien, une sorte d'abcès formé dans les masses musculaires.

Aussi, Pierre n'hésite pas un instant : puisqu'intervention il doit y avoir, celle-ci est programmée quelques jours seulement après leur entretien. Pourquoi remettre à plus tard ce qui peut être fait rapidement ? Après tout, il n'a qu'une seule envie : se débarrasser de cette masse douloureuse dans sa cuisse et retourner au plus tôt à ses activités professionnelles, toujours aussi chargées…

L'intervention se déroule donc comme prévu et sans incident notoire. En bonne santé générale, Pierre n'inquiète personne et surtout pas l'anesthésiste chargé d'assister le chirurgien. À son réveil, on lui apprend que sa lésion, du volume d'une petite poire, a bien été retirée. Seul imprévu, ses contours n'étant pas très nets, le chirurgien a dû couper plus large que prévu. Il faudra donc un peu plus de temps et de patience pour que Pierre s'en remette totalement. Néanmoins, il en faudrait bien plus pour le décourager, lui, le battant, le meneur de troupes. Motivé, il commence même sa rééducation dès le surlendemain, s'appliquant à faire tous les mouvements de gymnastique conseillés par le kinésithérapeute.

Pendant ce temps, la lésion retirée est analysée afin d'en déterminer la nature exacte. Or Pierre n'est pas inquiet : bien qu'il s'agisse de sa santé, il sait se montrer neutre. Il sera toujours temps d'aviser quand il aura toutes les données en mains.

Au bout de quelques jours, un premier résultat revient du laboratoire. Le chirurgien avait deviné juste, sa lésion n'est autre qu'un hématome surinfecté par une bactérie du genre anaérobie (qui n'a pas besoin d'air pour vivre), *Clostridium perfringens,* un des agents les plus fréquents de la gangrène gazeuse. Afin d'empêcher le germe de causer plus amples dégâts, Pierre est mis sous antibiotiques. Bien que la perfusion l'empêche de se déplacer en toute liberté, il poursuit consciencieusement sa rééducation, du moins, jusqu'à l'arrivée d'un second résultat beaucoup moins réjouissant que le premier. La présence de cellules cancéreuses a été détectée. Son histoire de boule dans la cuisse est une affaire beaucoup plus compliquée que prévu. C'est un cancer (ou sarcome) du tissu conjonctif, exactement localisé au niveau de son hématome. La nouvelle n'est pas bonne mais, fidèle à sa philosophie, Pierre se dit qu'à chaque problème correspond une solution adaptée et qu'au lieu de baisser les bras, il va se battre et vaincre la maladie…

Sur l'avis de son chirurgien, il accepte donc d'être confié

au service de cancérologie du Centre René-Huguenin à Saint-Cloud : autant lutter avec des armes efficaces et des spécialistes de la question. D'ailleurs, dès le premier contact, le cancérologue qu'il rencontre lui inspire toute confiance. Aussi, c'est sans arrière-pensée que Pierre suit ses directives : il doit commencer par des séances de radiothérapie. Malgré sa fatigue, il se rend à son travail dès qu'il sort de l'hôpital. Et à ses proches craignant qu'il en fasse un peu trop, il explique combien il est important pour lui de conserver une activité. Il ne va tout de même pas tout arrêter pour un cancer, stopper tout projet en cours, annihiler toute ambition, voire, oublier de vivre et s'enfermer dans sa seule maladie!

Ce n'est pas dans son tempérament, bien au contraire. Et cancer ou pas cancer, il est plus que jamais décidé à mener sa vie comme il l'entend, laissant au seul cancérologue le soin de s'inquiéter de sa santé...

Pourtant, tout ne se passe pas aussi bien que prévu. Alors qu'il subit des séances de rayons régulières depuis six semaines, Pierre sent de nouveau une petite boule exactement localisée comme la précédente au niveau de sa cuisse. Contrarié par le retour de celle dont il pensait être débarrassé à jamais, Pierre retourne voir son cancérologue. Lui aussi voit d'un très mauvais œil la réapparition de ladite masse. Statistiquement, Pierre a de bonnes chances pour qu'il s'agisse d'une structure fibreuse sans gravité... mais le risque que la boule soit un nouveau cancer du tissu conjonctif n'est pas nul. Or si récidive cancéreuse il y a, le programme n'est guère réconfortant. En effet, le cancérologue lui explique qu'il ne pourra guère échapper à l'amputation...

À ces mots, n'importe quel pessimiste se serait déjà vu avec une jambe de moins. Mais Pierre, lui, n'est pas défaitiste. Plutôt un homme d'action. Dans l'immédiat, son travail le réclame aux États-Unis où il doit visiter plusieurs sites industriels.

Après s'être assuré que l'ablation de sa masse pouvait encore attendre trois semaines, Pierre s'envole donc pour ce pays qu'il connaît plutôt bien. De par son travail, il y a déjà passé plus d'une année au cumul. Et comme chaque fois, c'est un programme très chargé qui l'attend sur place. Pierre n'a pas une heure à lui, surtout pas le temps de penser à se palper la cuisse! Tout à ses occupations professionnelles, il ne remarque donc pas qu'un changement s'est opéré. Et pourtant, il est de taille…

De retour en France après trois semaines de labeur intensif, ce boulimique du travail n'a qu'une seule idée : se glisser dans un bain chaud, tranquillement, voluptueusement, sans précipitation et surtout sans téléphone pour lui rappeler qu'il est déjà en retard sur son prochain rendez-vous. Se fondre dans la mousse aux senteurs marines, se laisser bercer par le clapotis du bain, prendre un peu de temps pour soi après vingt-et-un jours de course contre la montre, Pierre avait oublié à quel point c'était bon! Et tandis qu'il se délasse dans sa jolie salle-de-bains bleue, le souvenir de la boule lui revient brutalement à l'esprit. Et si jamais elle avait grossi? S'il devait y perdre sa jambe? Tandis que son esprit vagabonde, sa main se tend en direction de la cuisse malade. Et là, surprise, elle ne retrouve plus aucune masse suspecte : la boule s'est tout simplement évanouie! Devant cette nouvelle donnée du problème, Pierre alerte aussitôt son cancérologue. Une chance! Pour ce dernier, c'est la preuve qu'il s'agissait d'une structure fibreuse et non d'une récidive cancéreuse.

L'intervention prévue est donc tout bonnement annulée et l'inquiétante perspective d'amputation, complètement envolée…

Mais son traitement n'en est pas fini pour autant. Pierre

reprend donc le chemin des rayons pendant encore six semaines. Ensuite, il passe à la chimiothérapie à raison de cinq jours par semaine, une semaine sur quatre, pendant une durée de douze mois. Or ses premières cures ne sont pas de tout repos. Jamais il n'a imaginé être un jour aussi malade, mais en 1979, le corps médical ne dispose pas encore de puissants anti-émétiques (médicaments qui empêchent de vomir) susceptibles de rendre la chimiothérapie plus acceptable. Résultat, Pierre supporte si mal sa seconde cure que le cancérologue est obligé de lui réduire les doses des traitements chimiothérapiques administrés. À cette même période, des amis franco-suisses lui parlent d'une femme médecin spécialisée dans la diététique des patients cancéreux. À leurs dires, elle ferait des miracles! Dans un premier temps, Pierre se montre plutôt sceptique. Dans le domaine des maladies graves, les charlatans sont légion. Bon nombre de patients désespérés donneraient tout ce qu'ils ont contre l'espoir d'en finir avec la maladie. Mais combien s'en sortent véritablement? Peu et dans tous les cas beaucoup moins qu'avec la médecine classique... Pourtant, ses amis insistent. Cette femme est avant tout médecin. Elle ne lui demandera pas de stopper sa chimiothérapie, juste de modifier ses habitudes alimentaires.

Pensant qu'il n'a pas grand chose à perdre, Pierre accepte finalement de rendre visite à celle qui passe pour une originale dans le corps médical, à l'aube des années 80. Or cette rencontre va le surprendre, bien au-delà de ce qu'il aurait pu penser. En effet, la femme qu'il a en face de lui ne lui tient pas le discours habituel des faiseurs de miracles, ne lui promet même pas un quelconque résultat, ne lui demande surtout pas d'abandonner son traitement. Sa théorie, c'est que certaines maladies dont le cancer sont en partie liées à de mauvaises habitudes nutritionnelles, en particulier l'excès de graisses animales saturées. Aujourd'hui, on sait que cette théorie est bien moins farfelue qu'il n'y paraissait alors : ainsi, une vaste étude, portant sur plus de 11 000 Britanniques suivis pendant une période moyenne de dix-sept ans, a récemment montré que les adeptes des régimes riches en fruits et en légumes mouraient moins de cancer de tout type que le reste de la population générale...

À Pierre qui se dit à la fois gourmet et glouton, ce curieux médecin d'avant-garde conseille alors une alimentation équilibrée où céréales, fruits et légumes occupent une place prépondérante. Le beurre est abandonné au profit des huiles végétales et les produits laitiers préférés dans leur version écrémée. Convaincu que ce régime ne peut lui faire de mal, Pierre accepte finalement de faire un essai et troque ses côtes de bœuf et ses plats frits contre des galettes de céréales.

Très vite, il a l'énorme surprise de constater qu'il supporte beaucoup mieux sa chimiothérapie : il ne vomit presque plus, se sent moins fatigué et ses cheveux tombent moins. Son cancérologue peut à nouveau augmenter les doses de sa chimiothérapie sans qu'il en soit trop affecté. Coïncidence ou conséquence de son changement radical en diététique? Difficile de savoir! Mais pour lui, c'est le résultat qui compte, il décide donc de continuer sur sa lancée.

L'année 79 se poursuit sous le signe de l'amélioration. Entre deux chimiothérapies, Pierre se jette dans son travail avec fougue et vivacité comme il l'a toujours fait. En dehors de ses activités professionnelles, il ne change rien à ses habitudes, aimant se rendre à des expositions, des concerts classiques ou des réunions de famille...

Quand arrive septembre 80, Pierre ne suit plus aucun traitement. Sa dernière cure de chimiothérapie remonte au printemps dernier et ses visites chez le cancérologue ont pour objet la surveillance habituelle. Aucune masse dans la cuisse n'est jamais réapparue, et Pierre n'a pas eu d'autres scènes violentes avec le meuble coupable. C'est donc en toute quiétude qu'il fait la radiographie pulmonaire demandée par son cancérologue, d'autant qu'il se sent en très bonne forme physique. C'est aussi avec stupéfaction qu'il apprend que ses clichés sont anormaux. Là, au niveau du poumon gauche, une masse blanchâtre traduit une métastase et, comme Pierre peut s'en douter en apprenant la nouvelle, cela change tout son pronostic.

Alors qu'hier encore il se pensait guéri, aujourd'hui il apprend que ses jours sont en danger. En une minute seulement, les évènements peuvent prendre une tournure inattendue. Pour sa femme, cette annonce fait l'effet d'un méchant coup de massue, elle cède même au découragement.

Pierre, lui, réagit autrement. Cette métastase est l'équivalent d'un nouveau problème à résoudre et quelle qu'en soit la difficulté, il doit y avoir une solution. Effectivement, il y en a une, et elle lui vient des États-Unis où un nouveau protocole (traitement à l'essai) est alors à l'étude. Il consiste à injecter une dose très importante d'un médicament déjà utilisé en chimiothérapie dans d'autres indications. Cependant, le cancérologue ne peut affirmer à Pierre qu'il sera efficace, en fait, il ne peut même pas lui certifier que ce traitement sera bien toléré... Mais entre ne rien faire et tenter la seule chance qu'il a de s'en sortir, aussi mince soit-elle, Pierre n'hésite pas une seconde. Il accepte de suivre le fameux protocole que peu de Français ont testé avant lui, ne craignant pas de se prêter à une telle expérience. Si ce protocole a reçu une autorisation, c'est que beaucoup d'espoirs sont misés dessus. Au mieux, il peut être efficace. Au pire, le protocole ne donnera guère plus de résultats que les actuelles thérapeutiques. De toute façon, la molécule n'est pas nouvelle. Enfin, son cas aidera sûrement à faire progresser la science...

Hospitalisé et placé en chambre stérile, Pierre ne regrette pas une seconde sa décision. Même lorsque l'infirmière commence son injection, même lorsqu'il sent ses forces s'évanouir en quelques minutes, Pierre se dit qu'il vaut toujours mieux agir, être acteur des évènements de sa vie, garder l'attitude la plus volontaire.

Les jours suivant le protocole, Pierre est très affaibli. L'intérieur de sa bouche s'est recouvert d'aphtes, et la souffrance l'empêche de dormir. Cependant, il ne regrette toujours rien. Attendre que le cancer grandisse sans seulement rien tenter pour l'en empêcher, il n'aurait pas supporté…

L'avenir lui donne d'ailleurs raison puisque trois semaines après sa première injection seulement, sa métastase pulmonaire a complètement disparu. Il n'avait qu'une chance infime de surmonter cette épreuve et il a su la saisir! À partir de ce moment, ses traitements s'accélèrent. Pierre subit une deuxième injection, identique à la première, puis une troisième, chaque fois avec un intervalle de six semaines. Enfin, pour compléter ses chances de succès, il suit encore trois mois de radiothérapie. Toutes ses cellules cancéreuses doivent être éliminées et toutes le sont…

De la tumeur et de l'homme, c'est donc Pierre qui s'est montré le plus fort. Le combat, difficile, lui a donné raison. Or le plus étonnant dans cette affaire, c'est que le fameux protocole américain reçu par Pierre en 1980 a été abandonné quelques années plus tard, car jugé trop peu efficace dans cette indication!

Inopérant pour beaucoup d'autres, mais pas pour Pierre qui y croyait dur comme fer. Comme quoi il y a toujours des exceptions…

S'il y a gagné en force de caractère, Pierre y a aussi laissé un peu de sa force physique, une faiblesse cardiaque en particulier. Cependant, il ne s'en plaint pas et a repris son train de vie avec la même énergie… mais pas le même laisser-aller ! Aujourd'hui, il n'est plus question pour lui de négliger son hygiène de vie. Sans adopter un mode de vie austère, il est plus attentif à la qualité de sa nourriture : les plats trop gras, les mets trop riches, il n'en veut plus. Pierre est aussi plus attentif à ses activités physiques : il ne prend plus sa voiture pour parcourir cinq cents mètres et évite de rester trop longtemps enfermé ou assis... en particulier sous un bureau un peu trop anguleux !

L'avis du professeur Jean-Luc Breau, chef du service d'oncologie médicale de l'hôpital Avicenne à Bobigny

Les sarcomes sont des tumeurs qui se développent aux dépens des tissus de soutien (tissus mous ou tissu osseux). Il s'agit de tumeurs rares. En effet, tous confondus, les sarcomes représentent seulement 1 % des tumeurs malignes de l'adulte et 15 % des cancers de l'enfant. Les sarcomes du tissu conjonctif, comme dans le cas de Pierre, sont encore plus exceptionnels (6 % des sarcomes des tissus mous).

Leurs facteurs de risque ne sont pas connus. On a longtemps dit que les sarcomes des parties molles pouvaient apparaître dans des zones d'ancien traumatisme, mais cette hypothèse n'a jamais été vérifiée sur le plan scientifique ! On ne peut donc affirmer que le traumatisme crée le cancer. En revanche, si une cellule cancéreuse ou précancéreuse occupe un site qui subit un traumatisme, il est possible qu'elle profite de conditions favorables à son développement, grâce aux facteurs de croissance libérés par les différentes cellules présentes dans l'hématome. Mais là encore, ce n'est qu'une hypothèse.

Les sarcomes apparaissant dans des territoires irradiés sont très rares. Quant au sarcome de Kaposi, une forme particulière de sarcome touchant les patients atteints du Sida, il se développe aux dépens des tissus vasculaires. Dans ce cas particulier et dans ce cas seulement, au moins deux facteurs de risque sont retenus : le terrain immunodéprimé et la présence d'un virus de type herpès.

Les signes annonciateurs d'un sarcome des tissus mous dépendent de la localisation de la tumeur. Certains sarcomes se développent au niveau de la membrane fibreuse d'un muscle, d'autres, au niveau du tissu de soutien des viscères, etc. Lorsque la tumeur est superficielle par exemple, la masse peut être palpée de façon fortuite. Lorsqu'elle est profonde, c'est une douleur permanente, de siège fixe et s'aggravant dans le temps, qui donne souvent l'alerte. Ou encore, un tableau d'occlusion si la masse s'est développée aux dépens du tube digestif...

L'important est de consulter devant la persistance d'une masse ou d'une douleur de siège fixe. Au médecin d'établir ensuite le diagnostic. Examens clinique et complémentaires (radiographies standards, échographies, scanners ou imagerie par résonance magnétique) vont confirmer l'existence d'une lésion. Mais seul le prélèvement biopsique permet d'affirmer le diagnostic de sarcome, d'identifier le tissu à partir duquel la tumeur s'est développée et d'évaluer le degré d'agressivité de la tumeur. Toutes ces informations sont essentielles pour décider quelle stratégie thérapeutique adopter.

Ainsi, le choix du traitement est fonction du siège, de l'extension loco-régionale, de l'agressivité de la tumeur et de l'existence ou non de métastases. Quand l'extension loco-régionale le permet et en l'absence de métastase, le premier traitement des sarcomes des parties molles est une chirurgie avec exérèse large du tissu tumoral. Dans le cadre d'un sarcome localisé sur l'aponévrose (membrane fibreuse) d'un muscle, c'est donc tout le compartiment musculaire qui doit être retiré. En revanche, l'amputation du membre est évitée autant que possible. Lorsque le sarcome est agressif (les cellules cancéreuses se multiplient rapidement), la chirurgie est ensuite complétée par une radiothérapie à fortes doses de la zone d'intervention, afin d'éviter une récidive loco-régionale. Enfin, une chimiothérapie est parfois proposée, dans le cadre de sarcomes très agressifs, où le risque métastatique est élevé : cependant, peu de médicaments ont actuellement fait la preuve de leur efficacité dans ce domaine, ils sont habituellement utilisés en association.

Quant aux sarcomes des tissus mous d'emblée découverts avec une ou plusieurs métastases, ils relèvent aussi d'un traitement par chimiothérapie associant plusieurs médicaments. Une exérèse chirurgicale peut être ensuite proposée lorsque la ou les métastases sont accessibles.

Enfin, comme dans tout cancer, une surveillance régulière s'impose même lorsque le traitement a été pleinement satisfaisant. Elle vérifie l'absence de récidive loco-régionale et de métastase et permet d'intervenir rapidement si besoin est. Le poumon étant le siège préférentiel des métastases de sarcomes des tissus mous, radiographies et scanners thoraciques de contrôle sont systématiques (à intervalles réguliers, pendant plusieurs années).

Les progrès réalisés dans la prise en charge des sarcomes des tissus mous sont venus et viendront d'une meilleure approche du comportement biologique de ces tumeurs et d'une meilleure évaluation de leur agressivité. Bien que faisant partie d'une même famille, ces tumeurs sont très variées dans leurs comportements et ne peuvent être comparées les unes aux autres. Dans le domaine de la thérapeutique, les principaux progrès réalisés concernent la chirurgie des sarcomes de membres, aujourd'hui moins mutilante qu'elle ne l'était encore il y a quelques années.

D'autres progrès ont permis une meilleure tolérance de la chimiothérapie : le corps médical a maintenant les moyens de corriger les principaux effets secondaires des médicaments utilisés (vomissements et toxicité hématologique...). Ainsi, les traitements peuvent être prescrits à plus fortes doses : ils n'en sont que plus efficaces. De plus, quand la localisation tumorale s'y prête, la chimiothérapie peut se faire par voie intraartérielle au lieu de la voie intraveineuse habituelle. Par exemple, pour un sarcome d'un membre, les médicaments sont directement injectés dans l'artère vascularisant le membre malade. Cette mesure permet l'accès des médicaments en très grande concentration au niveau de la tumeur (plus grande efficacité), sans diffusion dans tout l'organisme (moindre toxicité)...

Une maladie comme les autres…

Suzanne a connu deux frayeurs dans sa vie. L'une en 1948 et l'autre en 1955, alors qu'elle vit dans un Maroc de plus en plus agité par des velléités d'indépendance. Femme de militaire, elle est même seule à la maison avec ses deux aînés cachés sous un lit, lorsque des rebelles tentent d'envahir sa demeure. Mais Suzanne n'est pas femme à se laisser faire ! Deux grenades et un pistolet ont vite raison de ces envahisseurs : son mari lui a appris à manier la poudre et qui s'y frotte s'y pique ! Le temps venu, elle s'en sert avec détermination, réussissant seule à mettre en fuite une vingtaine de jeunes rebelles. Qui a dit que les femmes étaient du sexe faible ?

Avec sa force de caractère, Suzanne ferait d'ailleurs bien des envieux. Jamais elle n'a baissé les bras ou fermé les yeux sur l'obstacle. Même pas en 1939 quand elle apprend qu'elle a une maladie alors réputée mortelle, le typhus. Ni même lorsqu'elle reste presque sans nouvelle de son mari parti sur le front en Allemagne, pendant deux longues années et demi. Ou encore en 1957 lorsque celui-ci est rappelé en France après la proclamation d'indépendance du Maroc. Elle quitte alors une superbe maison au soleil pour un sombre appartement de la banlieue parisienne, perd ses amis, ses aides, ses habitudes et connaît un dépaysement total…

De quoi en décourager plus d'une, mais pas Suzanne!

Elle traverse chacune de ces épreuves avec courage et confiance sans jamais craquer ni s'attendrir sur son sort. Tout comme son mari qui lui sert de modèle, elle veut montrer l'exemple à son fils et ses deux filles et y parvient fort bien. Chez elle, l'appartement est toujours impeccable, les enfants tirés à quatre épingles et la politesse de rigueur. Le laisser-aller, elle déteste! D'ailleurs, si elle fume son paquet quotidien, ce n'est pas par faiblesse mais pour faire comme les hommes…

Au fur et à mesure que les mois passent, Suzanne s'habitue doucement à la vie parisienne, se consacrant à ses trois enfants, à son mari qui vient d'obtenir un poste au ministère des Affaires étrangères, à la lecture et les mots croisés. Cependant, le chaud soleil du Maroc et quelques bonnes vieilles habitudes lui font défaut. Là-bas, tout semblait si logique! Ici, elle n'a que des surprises. En rendant visite à une petite cousine hospitalisée dans un centre parisien de renom, Suzanne a la stupéfaction de trouver des malades entassées par dizaine dans des dortoirs indignes, alors que dans l'hôpital marocain d'où elle vient, ce n'était que marbre et chambres individuelles de luxe! La population d'Île-de-France aussi l'étonne : pas une semaine ne se passe sans qu'un jeune voyou insulte plus jeune ou plus faible que lui, en particulier une femme ou une personne âgée. Or, il n'y a jamais personne pour le remettre à sa place. C'est le monde à l'envers!

Aussi, pour retrouver un peu de calme et de bon sens, Suzanne et son mari partent à la campagne aussi souvent que possible. Ils s'offrent d'ailleurs une charmante bâtisse dans l'Aisne qui devient vite leur résidence préférée. De tempérament généreux, toujours prêt à rendre service, le couple s'y fait vite de nouveaux amis.

Les années passant, le temps semble se montrer plus clément, et Suzanne en oublie presque ses histoires de typhus, de grenades et de déménagement... Jusqu'en 79 où la malchance frappe à nouveau sa famille. Son mari traînant un bouton sur la lèvre inférieure depuis près d'un an décide finalement de consulter un dermatologue. Coup de théâtre, il s'agit d'un cancer. Une nouvelle fort déplaisante qu'il apprend de façon plus désagréable encore : en effet, le dermatologue ayant pratiqué l'exérèse du bouton trouve plus simple de le lui annoncer par téléphone ! De tempérament combatif, habitué à lutter, son mari ne se laisse pas abattre et triomphe finalement de sa maladie. Mais à peine sorti de cette vilaine affaire, une autre mauvaise surprise l'attend : on est en 1980 et c'est un cancer primitif du poumon qu'il présente. Pour ne pas aggraver son cas, Suzanne rompt avec son paquet de cigarettes du jour au lendemain : c'est dire si elle a de la volonté... Son mari en réchappe une fois de plus, et la vie reprend son bonhomme de chemin quand on lui découvre à nouveau un cancer du larynx. On est alors en 1981 et pour la troisième année consécutive, le mauvais sort s'acharne sur l'homme de la famille.

Néanmoins, tous gardent confiance dans le corps médical, et Suzanne retrouve une fois de plus son mari. Certes, les trois cancers l'ont beaucoup affaibli, mais lui n'a pas non plus vingt ans. Les années suivantes se passent donc dans le calme et la tranquillité, jusqu'en juillet 92 où il meurt d'une grave insuffisance respiratoire...

Malgré toutes ces terribles épreuves, Suzanne ne se laisse pas aller à la dépression. Elle-même se dit « dure à cuire » et reconnaît qu'elle ne se démoralise pas facilement. Après la mort de son époux, elle continue de séjourner l'été dans leur maison de campagne, ne regagnant la banlieue qu'une fois les mauvais jours venus. Là, elle voit régulièrement sa fille cadette vivant à proximité, les visites des deux aînés se faisant plus rares. Bien que sa fille soit toujours prête à lui rendre service, Suzanne ne veut surtout pas être une charge. Loin d'elle l'idée de jouer les mères fragiles ou dépendantes ! Elle est autonome et tient à le rester.

De saisons en années, Suzanne continue donc de prendre la vie comme elle vient, avec ses petits et grands soucis, ses bonheurs aussi : elle est grand-mère à présent... Mais toujours aussi énergique ! Même de nos jours, il en faut encore beaucoup pour l'inquiéter. Les petits délinquants de banlieue et la mauvaise météo n'arrivent pas à entamer sa détermination. À soixante-seize ans, elle sort faire ses courses tous les matins, qu'il pleuve, qu'il vente ou qu'il neige. Pour l'aider dans ses tâches quotidiennes, une aide-ménagère lui rend visite deux à trois fois par semaine.

L'après-midi, après une courte sieste, elle prend à nouveau la poudre d'escampette pour se balader dans les parcs et les jardins publics. Suzanne éprouve une grande passion pour la nature. Et vivant en appartement, elle n'a pas d'autre choix que de compter sur ses jambes pour l'emmener vers de jolis coins de verdure. Chemin faisant, elle fait parfois causette avec une de ses voisines, la secouant plus qu'elle ne la plaint lorsque cette dernière s'apitoie sur ses rhumatismes ou son mauvais rhume. Elle aussi en a des petites misères, une bronchite et une masse au niveau du cou. Cela ne l'empêche pas de vivre ! D'ailleurs, pour les petites comme pour les grandes maladies, Suzanne n'a pas l'habitude de se laisser ennuyer par ce genre de détails...

Elle s'en préoccupe même si peu que c'est sa fille cadette, travaillant dans le milieu médical, qui décide de l'emmener consulter. On est au début de l'année 94, et voilà plusieurs mois que sa mère traîne une bronchite dans l'insouciance la plus totale. Ancienne fumeuse, elle met sa toux et sa fatigue sur le compte de la fatalité et continue ses promenades quotidiennes, comme si de rien n'était. D'ailleurs, lorsqu'il la voit, le pneumologue est plutôt agréablement surpris. En face de lui se tient une charmante septuagénaire, bon pied et bon œil et qui n'a pas la langue dans sa poche ! Les examens pulmonaires, tous normaux, sont aussi de bon augure. D'autant que Suzanne qui a fumé son paquet quotidien pendant plus de vingt ans, dit aussi avoir arrêté il y a maintenant quatorze ans.

Or, le risque d'apparition d'un cancer pulmonaire chez le fumeur diminue fortement après un sevrage total de plusieurs années, comme dans le cas de Suzanne. Le pneumologue n'a donc pas de raison de s'inquiéter, du moins, dans son domaine. Car cette masse située au niveau de son cou mérite bien un avis médical. Aux dires de Suzanne, elle date de 1991. Mais elle avait alors plus à faire avec les problèmes de santé de son mari que de s'occuper d'elle-même...

Sur les conseils du pneumologue, Suzanne et sa fille prennent donc rendez-vous avec un ORL de l'hôpital Avicenne, en Seine-Saint-Denis. Une ponction est réalisée le jour-même, et le verdict tombe quelques heures plus tard pour la fille de Suzanne qui travaille dans le service même où les prélèvements de sa mère sont analysés : présence de cellules cancéreuses. À croire que sa famille est marquée par ce fléau...

Lorsqu'elle apprend qu'elle doit être hospitalisée pour un nouveau prélèvement, Suzanne est plutôt contrariée. On ne va tout de même pas l'embêter pour ce qu'elle pense être une banale histoire de kyste ! C'est donc avec de vives protestations qu'elle finit par se rendre à l'hôpital, avec la ferme intention d'y rester le moins possible. L'hôpital, c'est plein de malades, d'odeurs nauséabondes et de médicaments abrutissants. Mais surtout, ça manque sérieusement de jardins et d'espaces verts où se promener.

Or Suzanne se sent en pleine forme et surtout pas d'humeur à supporter les doléances des autres patients hospitalisés. De plus, cet univers blanc aux senteurs d'éther lui rappellent de mauvais souvenirs : les trois épisodes cancéreux de son époux.

Le séjour de Suzanne est donc réduit au minimum. Juste le temps de confirmer l'existence d'un cancer de l'amygdale gauche. Étant donné son âge et le stade avancé de son cancer, l'équipe ORL, après avoir pesé les risques et les chances de succès, propose de laisser cette petite grand-mère tranquille. Aucune intervention n'étant décidée, ses trois enfants décident d'un commun accord de ne pas lui révéler l'existence de ce cancer. Suzanne retrouve donc ses activités habituelles, ne pensant à rien d'autre que ses jardins, ses lectures et ses mots croisés…

Le printemps se passe avec un calme étonnant. En fait, rien ne vient perturber la petite vie paisible de Suzanne jusqu'en juillet 94 où elle séjourne quelques temps à la campagne. Mais là, en l'espace de quatre semaines, la masse située au niveau de son cou devient énorme : il lui est désormais impossible de l'ignorer davantage. Elle voit donc un médecin de campagne qui prend immédiatement contact avec le service ORL où Suzanne est suivie.

La décision de l'hospitaliser est prise rapidement, et Suzanne, guère plus inquiète que la première fois, se retrouve prisonnière d'une chambre d'hôpital avec la ferme intention de se débarrasser au plus vite de sa grosseur.

Mais pour les médecins, le cas est plus difficile qu'il n'y paraît. S'ils ne font rien, Suzanne est condamnée à court terme. S'ils décident de traiter, rien ne prouve qu'elle supportera l'intervention : les chances de succès sont plutôt faibles. Néanmoins, devant la force de caractère de cette grand-mère pas comme les autres, la décision de tenter le tout pour le tout est prise. De son côté, Suzanne comprend que son histoire de kyste est en fait un cancer lorsqu'on l'envoie en chimiothérapie. Vu les antécédents de son mari, elle sait ce que c'est ! Mais au grand étonnement des médecins, Suzanne prend la nouvelle avec un sang-froid remarquable. Un cancer et alors ? Après tout, ce n'est qu'une maladie comme les autres et certainement pas pire que le typhus dont elle s'est bien sortie. Aussi, il n'y a qu'à faire le nécessaire, elle a toute confiance en ce service !

Après trois cures de chimiothérapie, Suzanne est opérée et ce qui reste de la tumeur, enlevé. Les premiers résultats sont étonnants : non seulement la tumeur a littéralement « fondu » sous chimiothérapie, mais en plus, Suzanne supporte très bien le traitement, bien mieux que les médecins ne l'avaient espéré. On est alors en octobre, et parcs et jardins revêtent une couleur rousse magnifique. Mais Suzanne ne peut encore s'y promener car un mois après l'intervention seulement, elle enchaîne avec vingt-cinq séances de rayons dans un établissement spécialisé situé en Seine-et-Marne, en plein cœur de la nature qu'elle aime tant.

Chimiothérapie, opération chirurgicale, radiothérapie : Suzanne accepte chacun de ces traitements dont elle comprend l'utilité. En revanche, elle se fâche tout rouge le jour où l'infirmière du centre spécialisé en radiothérapie veut lui faire prendre des antibiotiques pour une soi-disant infection urinaire : on ne lui a pas fait d'examen des urines depuis plus de deux mois, il y a donc erreur sur la personne ! Or les malentendus, Suzanne ne supporte pas, pas plus que la bêtise, le mensonge ou l'hypocrisie. Très franche, elle dit toujours ce qu'elle pense...

En dehors de ce bref épisode qui lui vaut une solide réputation de femme de caractère, elle reste en Seine-et-Marne jusqu'en janvier 95 sans plus se faire remarquer. Bien que le temps lui semble long, à aucun moment elle ne se décourage, se consacrant de plus belle à ses mots croisés.

D'ailleurs, quand une autre patiente vient lui demander de ses nouvelles, elle répond qu'elle n'a aucune raison d'aller mal ! En fait, Suzanne est surtout gênée par son manque de salive qui est un effet indésirable de la radiothérapie. Mais il n'y a pas que cela qui l'ennuie : à chaque séance de rayons, elle doit rester vingt minutes sur une table tellement inconfortable que sa vieille colonne vertébrale a du mal à le supporter. Hormis ces deux menus détails, Suzanne est moins marquée par son cancer que par une vieille histoire de fracture de côtes, qui elle, lui avait donné bien du fil à retordre : un mois assise nuit et jour, sans même pouvoir s'allonger !

Lorsqu'ils la revoient après toutes ses séances de radiothérapie, les médecins d'Avicenne sont plutôt satisfaits. Le cas de Suzanne est une belle réussite ! Certes, elle est bien un peu lasse, mais qui ne le serait pas ? Et contrairement à beaucoup d'autres, sa fatigue ne l'empêche ni de grimper gaillardement ses deux étages sans ascenceur, ni de vaquer à ses promenades quotidiennes. Seule différence avec le temps passé, elle s'aide aujourd'hui d'une canne. Mise à part cette aide discrète, Suzanne est encore un bel exemple de dynamisme et d'énergie.

Comment croire qu'elle sort tout juste d'un grave cancer ? D'ailleurs, pour Suzanne, avant et après le cancer, c'est pareil. Comme elle se plaît à répéter, son seul souci, c'est son manque de salive qui l'oblige à boire presque tous les quarts d'heure. Sa seule contrainte, c'est revoir régulièrement les médecins qui l'ont opérée, d'abord tous les quinze jours, puis tous les mois et tous les six mois seulement. Bref, rien qui ne soit insurmontable, surtout pas pour une femme de son tempérament !

Ce n'est que plusieurs mois après la fin de ses dernières séances de rayons que Suzanne apprend qu'elle revient de loin, mais elle n'est guère surprise, pas plus qu'elle n'était inquiète à l'annonce de son cancer : elle l'a toujours considéré comme une maladie parmi d'autres.

En effet, pour cette femme mariée pendant cinquante-deux ans à un militaire, se battre contre un ennemi n'a rien d'exceptionnel !

Elle l'a prouvé lors des émeutes marocaines en 55. Puis, en soutenant son mari frappé par la maladie en 79, 80 et 81. Et l'a encore démontré en 94 en venant à bout de son propre cancer, un cancer qui, d'après Suzanne, est pour le moins ordinaire. Or son mari le lui a toujours dit : l'important, dans une bataille, c'est de ne pas sous-évaluer son ennemi afin de ne pas être surpris par l'une de ses attaques. Mais c'est aussi ne pas le surestimer sous peine de partir vaincu d'avance !

L'avis du professeur Bruno Frachet, chef du service ORL de l'hôpital Avicenne à Bobigny

Les cancers de l'oropharynx – comprenant les amygdales et la base de la langue – représentent 30% des cancers bucco-pharyngés en France. Parmi toutes les tumeurs malignes de la cavité buccale, le cancer de l'amygdale est très peu fréquent.

Par ailleurs, le tabac et l'alcool, qui sont deux facteurs de risque importants des autres cancers ORL, semblent moins impliqués dans le cancer de l'amygdale.

Les signes annonciateurs d'une tumeur de la cavité buccale sont variables. Tous maux de gorge, difficultés à avaler, changements de la voix, douleurs de l'oreille, hémorragies même minimes ou lésions qui ne s'arrangent pas sous quinze jours méritent un avis médical. Il peut s'agir d'une cause non cancéreuse, en particulier infectieuse, mais seul le médecin est apte à faire le diagnostic. En ce qui concerne le cancer de l'amygdale, il prend souvent l'allure d'une angine persistante malgré un traitement antibiotique bien suivi. Parfois encore, c'est une douleur de l'oreille (ou otalgie) en dehors de tout contexte infectieux qui attire l'attention. Ou encore, un ganglion indolore, de taille variable, situé au niveau du cou et persistant : il est bien sûr d'autant plus suspect qu'il apparaît en dehors de tout contexte infectieux.

L'examen de la sphère ORL et des amygdales détecte le plus souvent la lésion suspecte, mais seule la biopsie et l'analyse au microscope du tissu prélevé permet d'affirmer le diagnostic de cancer. Comme pour toutes les tumeurs malignes, le traitement a d'autant plus de chances d'être efficace que le diagnostic est précoce : une excellente raison pour ne pas laisser traîner un symptôme ou une lésion, même banale, au-delà de deux semaines !

Selon le degré d'extension de la tumeur et le tissu à partir duquel elle s'est formée, le traitement associe chimiothérapie d'induction, chirurgie et/ou radiothérapie, avec, une fois encore, de bonnes chances de succès lorsque la tumeur est bien localisée et n'envahit pas les tissus avoisinants.

La chimiothérapie se déroule en principe sur trois cycles, les cures durant en moyenne cinq jours tous les vingt-et-un jours. La première cure se passe le plus souvent dans le cadre d'une hospitalisation. Les suivantes peuvent, selon les cas, être réalisées en ambulatoire.

La chirurgie peut aller d'une simple ablation de l'amygdale incriminée et des ganglions du cou, jusqu'à des interventions beaucoup plus lourdes enlevant ou non une partie de l'os de la mâchoire. Elle peut être effectuée après la chimiothérapie. Quand à la radiothérapie, elle peut avoir lieu seule, ou encore après la chimiothérapie ou la chirurgie.

La surveillance doit ensuite être régulière et le patient doit impérativement stopper toute consomation alcoolo-tabagique.

Le cancer de l'amygdale est donc potentiellement grave, mais diagnostiqué tôt, devant des signes d'appel très simples, il peut être traité efficacement, avec des traitements conservateurs. L'amélioration du pronostic viendra d'un dépistage plus précoce encore du cancer de l'amygdale et donc, d'une meilleure connaissance des signes d'appel par tout un chacun...

Il court, il court, le curé !

Chaque matin, à la même heure, Maurice ouvre les lourds volets de bois de sa charmante et vaste demeure. Devant lui, quelques pins étendent leurs branches légères à moins de trois mètres de sa fenêtre. Des oiseaux, tous habitués du jardin, s'affairent en gazouillant sans prêter attention à l'homme qui les regarde. De l'autre côté du chemin, les voisins dorment encore : il est à peine 5 heures... Mais que fait donc Maurice levé de si bonne heure ? Aucune urgence ne l'appelle, il ne partira travailler que lorsque les cloches de l'église carillonneront neuf fois. En fait, il se prépare à sa marche quotidienne. Tous les matins, depuis trente ans, il se promène dans la campagne, parcourant cinq kilomètres, qu'il pleuve, qu'il vente ou qu'il fasse beau. Lorsqu'il revient de sa balade rituelle, son village s'éveille à peine. Seuls, un ou deux passants matinaux le saluent de la main. Pensez s'il est connu comme le loup blanc ! Maurice a été dix-huit ans curé de sa paroisse. Alors cette longue silhouette filiforme, ces cheveux blancs et ces yeux rieurs, tout le monde les connaît ! Et même si depuis une vingtaine d'années, il a troqué sa longue soutane noire contre un costume d'aumônier plus discret, les habitants du village lui vouent toujours beaucoup de sympathie.

Ceux qu'il a autrefois baptisé sont devenus de beaux adolescents ou de fringants adultes. Et ces couples qu'il a mariés sont maintenant des grands-parents ! Quand il y pense, cela en fait du monde passé en son église...

Aujourd'hui, il s'occupe activement des jeunes handicapés mentaux de son département. Cette tâche, c'est toute sa vie. Pour prêcher la bonne parole et soutenir ces jeunes en difficulté, il parcourt en moyenne cent kilomètres par jour. Personne ne connaît mieux que lui les routes de son département. Aucun chemin, aucun sentier n'échappe à sa vigilance. Il est vrai que Maurice n'est pas seulement amoureux de son travail. La nature compte aussi beaucoup pour lui, il est donc toujours à l'affût d'une nouvelle idée d'excursion, d'un vieux château inexploré ou d'une aire de pique-nique agréable.

En 1992, date des évènements qui vont suivre, Maurice est âgé de soixante-dix ans. En fait, il en paraît beaucoup moins car il a su garder un cœur d'enfant : généreux, enthousiaste, plein d'entrain. Avec ses yeux pétillants de malice et son sourire enchanteur, Maurice ne s'attire que des amis et bien que célibataire, il n'est jamais longtemps très seul. En tout cas, lui ne se plaint guère de la solitude. Quand il n'est pas en tournée dans les différents centres pour handicapés que compte le département, il reçoit des jeunes par petits groupes de douze, dans sa résidence personnelle tout spécialement aménagée à cet effet.

Transformée en véritable site d'accueil avec des chambres de garçons au rez-de-chaussée et des chambres de filles à l'étage, son logis mérite bien son surnom de maison du bonheur. Ce sont les jeunes qui lui ont trouvé ce charmant qualificatif, et ce n'est pas Maurice qui s'en plaindrait ! Car cette maison, c'est un peu leur second foyer. Sitôt pris possession des lieux, Maurice les emmène se promener dans la campagne voisine, loin du stress et de la pollution, près des fleurs et des papillons. Le repas du samedi soir est suivi d'une veillée consacrée au chant ou à la danse : Maurice est un pianiste hors pair, il joue un peu de tout. Le dimanche matin, il y a la messe pour ceux qui le désirent, la parlotte pour les autres. Avec Maurice, aucun sujet n'est tabou, et chacun y va de ses réflexions sur le mariage, les enfants, les problèmes liés au handicap. Puis, l'équipée repart en promenade ou en excursion jusqu'au dimanche soir.

Maurice tient absolument à ce que ces jeunes aient une autre vision du monde que les centres spécialisés où ils passent leurs années, d'où la visite régulière de musées, de châteaux ou de salles de théâtre. Or pour ces deux journées idylliques, Maurice ne prend que cent vingt francs, repas compris, pas un centime de plus. Cet argent a surtout valeur de symbole et fait partie de l'éducation des jeunes qu'il reçoit. Le reste des frais, c'est donc lui qui les prend à sa charge. Une femme, bénévole, l'aide aussi dans ses tâches : faire la cuisine pour douze, ça ne s'improvise pas !

Lorsque le dimanche soir, ces jeunes regagnent leurs familles ou leurs centres respectifs, ils ont encore la bouche pleine des joyeux moments qu'ils viennent de vivre. Les voir aussi gais suffit à rendre Maurice heureux pour le restant de la semaine. D'autant que la séparation entre l'aumônier et ses invités n'est jamais bien longue : dès le lundi suivant, il les retrouve au fil de ses tournées...

Bien qu'il s'en défende, Maurice aurait fait un père et un grand-père merveilleux : ces jeunes handicapés à qui il est dévoué corps et âme remplacent quelque part les enfants qu'il n'a jamais eus. C'est d'ailleurs parce qu'il leur consacre tout son temps que Maurice néglige de rendre visite à son médecin traitant, malgré des douleurs abdominales répétées et des difficultés pour uriner qui se font grandissantes. Mais contrairement à beaucoup de Français qui optent pour une solution de facilité, Maurice ne cherche pas à « s'automédiquer ». Sa situation ne fait donc que se dégrader, jusqu'au jour, où las de s'arrêter plusieurs fois sur la route, las de se réveiller toutes les nuits, las enfin de s'imaginer le pire, il se décide à consulter. Non sans peine, car pour Maurice, décrire tous ces troubles un peu intimes, ce n'est pas vraiment simple. Du moins, c'est ce qu'il craint car une fois devant son médecin, il se retrouve vite en confiance. Un généraliste, ça peut vraiment tout entendre ! La preuve, Maurice n'est ni le premier, ni le dernier à lui parler de ses problèmes urinaires : nombreux sont les autres hommes à s'être aussi confiés.

Dans son cas, le médecin pense avant tout à une histoire d'hypertrophie de la prostate, principale cause de troubles mictionnels chez l'homme de plus de cinquante ans. Il lui prescrit donc un traitement médical et se veut rassurant. Tranquillisé, Maurice reprend donc la route de ses départementales, guettant un petit signe d'amélioration. Mais le signe se fait attendre, et les nuits de Maurice ne deviennent pas plus belles que ses jours. Il souffre toujours autant de brûlures urinaires, de douleurs du bas-ventre et ressent encore le besoin de pousser pour obtenir un jet de qualité moyenne. Quand, comme lui, on passe toutes ses journées à l'extérieur, ces symptômes deviennent bien vite un sacré handicap.

Aussi, lorsqu'il revoit son généraliste après quelques semaines pour lui faire part des résultats décevants du traitement, le médecin décide de pousser les investigations et demande une échographie de la prostate. Mais ce nouvel examen ne révèle rien de particulier malgré tous les symptômes dont Maurice continue de se plaindre. Commençant à avoir de sérieux doutes, son médecin l'adresse au final à l'équipe d'urologie de Nîmes pour avis spécialisé. Le verdict n'est pas long à tomber. En l'espace de deux rendez-vous, le temps de réaliser une biopsie de la prostate et d'en connaître les résultats, Maurice apprend qu'il a une tumeur prostatique et que cette dernière est cancéreuse.

Étant donné le bon état général du septuagénaire et les premiers résultats du bilan d'extension de la tumeur, l'urologue qui le revoit lui propose un traitement chirurgical.

Dans le même temps, il le prévient des risques de séquelles, troubles de la continence et de l'érection en particulier. Pour Maurice, c'est un choc. Lui dont la vocation est de réconforter les autres se trouve soudain bien démuni face à son destin. Se confier à son tour ? Il n'en est pas question, car il ne veut pas inquiéter sa famille, encore moins ses jeunes amis du dimanche.

Alors, il rumine ses idées noires du matin jusqu'au soir et du soir au matin. La nuit, il lui arrive même de se réveiller pour pleurer. Un jour, n'y tenant plus, il rend visite à son médecin traitant et là, dans la salle de consultation tamisée, s'effondre et pleure comme un gamin. Pour ne pas l'enfoncer davantage, son interlocuteur ne dit mot. C'est trop facile de conseiller de jouer les durs, de ne pas craquer, de faire preuve de courage, quand c'est l'autre qui a le cancer ! Aucune belle parole, aucune idée reçue ne saurait effacer la détresse de celui qui pense que ses jours sont comptés. Déjà confronté à ce type de réaction bien humaine, le médecin choisit donc de laisser Maurice évacuer son trop plein de stress, sans l'abreuver de paroles inutiles et creuses. Rien que pour cela, Maurice lui en est reconnaissant. Dans ces moments où l'angoisse est intense, seule une présence silencieuse est d'or...

Lorsqu'il ressort de chez son confident, Maurice a les yeux rouges mais le cœur plus léger. Pour se réconforter, il lui reste encore la prière et l'amour de tous ces jeunes handicapés qu'il suit maintenant depuis plusieurs années. Tous sont très attachés à lui. Il ne peut pas, il n'a pas le droit de les laisser tomber !

S'il accepte l'intervention avec ses risques et ses contraintes, ce ne sera pas le premier effort qu'il fera en pensant à eux. Autrefois gros fumeur, Maurice s'est arrêté net du jour où il a pris ses fonctions d'aumônier pour ne pas leur montrer le mauvais exemple : tous ont déjà assez de problèmes de santé, sans rajouter encore celui du tabagisme. Or une intervention chirurgicale, ça ne peut pas être plus compliqué que passer de trente cigarettes à zéro et jeter ses vieux paquets au feu en l'espace de vingt-quatre heures ! De toute façon, l'urologue lui a bien expliqué que c'était l'unique solution radicale, la seule ayant toutes les chances de se montrer véritablement efficace et donc de lui offrir un avenir plus serein…

Une fois l'idée de l'intervention acceptée, Maurice a encore un problème à résoudre. Il a effectivement prévu de partir une semaine en Russie avec quelques amis, dans le cadre d'un voyage organisé. Doit-il y renoncer alors qu'il s'en fait toute une joie ? Heureusement sur ce point, l'urologue le rassure : il ne voit aucune opposition à le laisser partir, bien au contraire. L'opération peut attendre huit jours, et ce voyage lui changera les idées qu'il devine plutôt moroses.

Décembre 92, Maurice se rend donc en Europe de l'Est. Imprégné de culture slave jusque dans son assiette, il oublie quelque peu ses histoires de prostate, ne ratant pas une occasion de se joindre aux débats animés de ses amis et des autres touristes.

Ici, tout est dépaysement : les gens, la langue, les rues, les boutiques. Aussi, les discussions tournent tantôt autour des monuments, tantôt des plats régionaux ou encore des danseuses russes, mais jamais des malades, des hôpitaux ou des mauvaises nouvelles. Ce type de conversation, il le garde pour l'hôpital... Hélas, huit jours aussi sympathiques passent toujours trop vite. Toutes les bonnes choses ont une fin.

Avant même de réaliser ce qui lui arrive, Maurice se retrouve donc devant la porte de l'hôpital, à quelques mètres du service où il sera bientôt hospitalisé. Avec son urologue, il doit fixer une date pour l'intervention : cette fois, il n'est plus question de reculer. Après discussion et bilan préopératoire habituel, l'équipe médicale se met d'accord pour l'opérer fin décembre 92 : une date plutôt symbolique pour un aumônier ! Bien que très inquiet, Maurice demande à connaître la vérité, toute la vérité sur sa maladie. Ce n'est qu'à cette condition qu'il accepte l'intervention tant redoutée...

Une fois connue, la date fatidique se rapproche très vite. Et chaque matinée que Dieu fait, Maurice ne peut s'empêcher de penser que c'est peut-être là son dernier voyage, son ultime visite à ses protégés. Heureusement, une fois dans les centres d'accueil, ses journées sont si pleines qu'il n'a plus guère le temps de se replonger dans ses méditations pessimistes. Le matin est consacré au catéchisme : une bonne occasion pour lui d'aborder des sujets fondamentaux et variés, des sujets qui tiennent à cœur à tous les pensionnaires.

Le midi est toujours un vrai moment de détente car tous se réunissent autour d'une même table. Or, nul besoin de plats compliqués pour émoustiller les papilles des convives : ici, légumes et fruits ont la couleur et la saveur du soleil. Maurice passe ensuite beaucoup de temps avec les éducateurs et les psychiatres : il veut tout connaître des soucis rencontrés avec les jeunes, tout savoir de leurs progrès aussi. Enfin, après avoir résolu maints petits détails techniques, il rentre dans son village, salue quelques bonnes âmes au passage et retrouve la fraîcheur des pins, la douceur de sa demeure. Ce n'est que là, dans la tiédeur du soir, que le spectre du cancer lui revient à l'esprit, plane devant ses yeux clairs et le hante toute la nuit. L'attente, c'est peut-être ce qu'il y a de pire…

C'est donc presque soulagé que Maurice se rend à l'hôpital pour y être opéré. Dans quelques heures, il sera à la grâce de Dieu. Sa foi et les compétences de l'urologue feront le reste… En fait, l'opération se passe bien mieux qu'il ne l'espérait. De plus, Maurice est si bien entouré par l'équipe soignante qu'il reprend vite confiance. Même malade, il s'attire toutes les sympathies tant il est agréable et facile à soigner. Pour les infirmières, il a toujours un mot gentil. Pour les aides soignantes, un mot d'encouragement. Convaincu que l'amour peut favoriser la guérison d'un malade, Maurice en distribue largement autour de lui et en reçoit en retour. Finalement, il quitte l'hôpital bien moins inquiet qu'à son arrivée.

L'urologue se dit satisfait de l'opération dont Maurice ne gardera pratiquement pas de séquelle. Il ne reste plus qu'à attendre les résultats d'analyses de la tumeur prostatique qui a été retirée : ensuite, Maurice pourra connaître la vérité, toute la vérité selon ses vœux les plus chers.

En attendant, le voici de retour chez lui, dans sa maison du bonheur, une infirmière venant lui administrer les soins nécessaires à domicile. Aucun de ses voisins n'est au courant de sa maladie. Habitués à le voir partir en voyage, ils pensent qu'il revient une fois de plus d'une de ses escapades. Bien sûr, il n'a pas très bonne mine, ses traits sont un peu plus tirés qu'à l'ordinaire, mais après tout, leur ancien curé a bien soixante-dix ans et avec la vie active qu'il mène, il a le droit d'être surmené. Or fatigué, il l'est vraiment. À son âge, on se remet moins vite d'une opération chirurgicale que lorsqu'on a vingt ans. La convalescence se fait plus longue, la remise en état moins rapide. Néanmoins, Maurice ne se laisse pas aller à la fainéantise : à peine rentré chez lui, il écrit au directeur de l'hôpital pour lui exprimer sa satisfaction et souligner la gentillesse du service qui l'a soigné. Puis, comme à l'accoutumée, il dévore plusieurs ouvrages philosophiques et s'informe régulièrement du devenir de ses jeunes protégés…

Hélas, au dixième jour de sa convalescence, il reçoit une nouvelle dramatique. Dans l'un des centres où il travaille, un jeune dont il a la tutelle vient de mourir des suites d'une crise d'asthme sévère.

Pour Maurice, c'est un choc terrible et malgré sa fatigue, malgré sa propre fragilité, il décide de célébrer lui-même les obsèques. C'est à lui d'accompagner ce jeune jusqu'à son ultime demeure, de lui rendre un dernier hommage et à personne d'autre. D'ailleurs, une fois sa décision prise, rien ne l'arrête, pas même la sonde urinaire qu'il porte alors nuit et jour et doit encore garder pendant plusieurs semaines.

Entre-temps, juste avant l'enterrement, son urologue demande à le revoir. Les résultats d'analyse sont enfin connus. Mais là non plus, les nouvelles ne sont pas bonnes. Non seulement la tumeur retirée était bien cancéreuse, mais elle n'était pas seulement localisée à la prostate comme le laissait supposer le bilan préopératoire. Les tissus de voisinage étant envahis, le risque de récidive et d'échec est bien plus élevé que pour un cancer prostatique bien délimité. C'est pourquoi Maurice doit avoir des séances de radiothérapie en complément de son intervention chirurgicale : il faut empêcher que son cancer ne s'étende davantage, sous peine de voir sa survie réduite à une peau de chagrin. Cette fois, Maurice se sent complètement perdu, comme frappé par la foudre. Mais rapidement son urologue lui donne des raisons d'espérer : cette mesure est un gage de sécurité, ensuite, il devrait être tranquille. En attendant, il doit se rendre tous les jours à Nîmes pour subir ses rayons et ce, pendant un mois. De toute façon, il n'a pas le choix : les rendez-vous sont déjà pris. Après tout, c'est sa vie qui est en jeu…

Après un premier contact avec l'équipe de radiothérapie, il est décidé qu'une ambulance viendra chercher Maurice à 7 heures précises tous les matins et le ramènera avant 9 heures afin de ne pas le gêner dans son travail. Dès le lendemain, une ambulance vient donc le prendre comme prévu à son domicile, sous le regard ébahi des voisins. Comment, leur ex-curé serait malade et ils n'en savaient rien ! En quelques jours, la nouvelle fait le tour des cinq mille habitants et même si personne n'ose lui demander en face, Maurice sent bien sur lui le poids des regards lorsqu'il traverse le village dans la voiture blanche et bleue. Mais les villageois en reviennent encore moins le jour où il arbore ses vieux habits de curé pour célébrer les obsèques du jeune homme décédé. D'abord l'ambulance, ensuite cette soutane noire : nul doute est permis, leur ancien curé leur cache quelque chose de grave.

Désirant oublier au plus vite les derniers évènements macabres de décembre, Maurice se trouve de nouvelles raisons de vivre. Comme chaque année, il veut être présent avec les jeunes au moment des fêtes de Noël et reprend donc ses tournées, peu de temps après l'enterrement. Il est encore assez fatigué, mais surtout, il commence à souffrir de brûlures alors qu'il lui reste encore une quinzaine de séances programmées. Or l'infirmière à qui il se plaint ne veut rien entendre : pour elle, tout est normal… jusqu'au jour où, n'y tenant plus, Maurice refuse tout net les rayons. Il a si mal qu'il ne peut plus s'asseoir.

Lorsqu'il revient le lendemain, le radiothérapeute est présent à sa demande et l'examine. Or ce qu'il voit le fait hurler de colère : Maurice a la peau brûlée par les rayonnements d'où l'explication de sa souffrance. En attendant, l'infirmière ayant refusé de l'écouter se fait doublement sermonner. Par le médecin et par Maurice qui lui demande d'être plus à l'écoute de ses malades. Quand on a un cancer, on souffre déjà bien assez moralement, alors, si l'on vous abandonne en plus à vos souffrances physiques...

En attendant que sa peau cicatrise, Maurice est renvoyé chez lui. Les séances reprendront dans deux semaines. Quinze jours pendant lesquels Maurice s'inquiète et se demande si la brûlure ne peut avoir une autre explication. Et si son histoire de cancer était plus compliquée que prévu ? Si la radiothérapie était inefficace ? Mais non, il n'a pas lieu de s'inquiéter... En dehors de cet incident qui lui vaut quelques nouveaux épisodes douloureux intermittents, Maurice en a vraiment fini avec son histoire de tumeur : c'est son urologue qui le dit !

Une fois sa radiothérapie terminée, il ne revoit plus son urologue qu'une ou deux fois par an. S'il avait encore des doutes sur sa guérison tant que duraient ses séances de rayons, il a maintenant repris confiance. Bien sûr, le mot cancer n'est pas totalement effacé de son esprit : une fois dans la tête, c'est souvent pour la vie. D'ailleurs, en 1995, Maurice prend connaissance comme tous les Français, du cancer prostatique de l'ancien Président de la République. Très affaibli par sa maladie, ce dernier finit même par en mourir. Cela non plus, Maurice ne peut l'oublier. Et même s'il le voulait, il y a toujours quelqu'un d'assez bête pour lui rappeler ce qu'il a déjà vécu. L'autre jour par exemple, Maurice se plaignait d'avoir un peu mal au ventre. Sans plus réfléchir, son interlocuteur s'est aussitôt exclamé que c'était peut-être le cancer ! Ce genre de réflexion, Maurice, ça le hérisse. Les gens ne devraient pas parler de ce qu'ils ne connaissent pas, car ils disent trop souvent des bêtises, d'énormes sottises même. Parler de la maladie, c'est l'affaire des médecins et des médecins seulement. D'ailleurs, à tous ceux qui connaissent un jour l'épreuve d'une maladie grave, Maurice n'a que trois conseils à donner : avant tout, ne pas se soucier des réflexions des autres. Ensuite, faire confiance aux médecins. Enfin, se trouver un vrai motif de vivre. Toute sa force, Maurice l'a puisée dans ses relations avec les jeunes handicapés. Ce sont eux qui ont donné un vrai sens à sa vie.

Quand ses supérieurs hiérarchiques l'ont forcé à prendre sa retraite au printemps 92, Maurice a continué de les recevoir chez lui, un week-end sur deux, comme il l'a toujours fait. Là, au milieu de leurs chants, de leurs rires et de leurs confidences, il se dit qu'il lui reste peut-être bien encore vingt ans à vivre !

L'avis du professeur Pierre Costa et du docteur Nicolas Mottet, service d'urologie-andrologie du centre hospitalo-universitaire de Nîmes

Fréquent, le cancer de la prostate représente actuellement la première cause de mortalité par cancer en France, avant les cancers pulmonaires. La fréquence des nouveaux cas (ou incidence) varie avec l'âge, l'augmentation étant linéaire à partir de cinquante ans. Elle passe ainsi de 80/100 000 à soixante ans, à 200/100 000 à soixante-dix ans et 400/100 000 à quatre-vingts ans (chiffres datant de 1985 et reposant sur les registres officiels du cancer disponibles). En 1989, une enquête épidémiologique conduite par l'Association française d'urologie a évalué le nombre de nouveaux cas en France à 13 000 par an, 52 % des cancers diagnostiqués étant localisés au sein de la prostate.

Les facteurs de risque du cancer prostatique sont multiples. Le premier est l'âge, ce cancer étant exceptionnel avant quarante ans. Il semble aussi exister un facteur racial, ce cancer étant plus fréquent chez les noirs que chez les blancs, les asiatiques ayant le plus faible taux d'incidence. À côté de ce facteur racial existe aussi un facteur environnemental, notamment alimentaire : ainsi, l'excès de graisses animales est un facteur favorisant ce cancer alors qu'une alimentation riche en graisses végétales semble avoir un effet protecteur.

On connaît enfin certains gènes pouvant prédisposer au cancer prostatique : ils expliquent le risque augmenté chez les patients ayant un ascendant direct ou un membre de la famille proche (père, grand-père, oncle, frère) porteur d'un cancer prostatique : ce risque est multiplié par deux si un parent proche est touché, par cinq si deux parents sont en cause et par onze si trois parents sont atteints. En revanche, ni le tabac, ni l'activité sexuelle, ni les antécédents d'infection génitale ne sont des facteurs de risque retenus pour ce cancer. De même, la vasectomie (ablation partielle du canal excréteur des testicules dans un but contraceptif), qui avait été incriminée il y a quelques années, est actuellement hors de cause.

Les signes annonciateurs de la maladie ne sont pas spécifiques et souvent tardifs. Tout comme dans l'hypertrophie bénigne de la prostate, des troubles mictionnels traduisant une gêne à l'écoulement peuvent être présents : l'homme éprouve des difficultés pour uriner, a besoin de pousser pour obtenir un jet de qualité, a des envies d'uriner anormalement fréquentes, ou encore, présente une rétention d'urines aiguë ou chronique. Beaucoup plus rarement, c'est la présence de sang en début de miction ou dans le sperme qui attire l'attention. Enfin, au stade de métastases, une douleur osseuse peut être révélatrice.

Le dépistage du cancer prostatique repose aujourd'hui sur le dosage des PSA (ou *Prostatic Specific Antigen*) et non plus sur le toucher rectal ou l'échographie endorectale.

En effet, le taux sanguin des PSA est anormalement augmenté dans un certain nombre d'affections dont le cancer de la prostate. Leur norme varie selon la méthode de dosage utilisée : par exemple, elle est inférieure ou égale à 4 ng/ml en technique Hybritech. Au-delà de 10 ng/ml, une biopsie prostatique doit être effectuée. Entre 4 et 10 ng/ml existe une zone d'incertitude où le risque de biopsier pour rien est élevé, or, ce geste n'est pas complètement anodin...

Le cancer prostatique étant susceptible d'évoluer longuement en silence, nombreux sont les spécialistes du monde entier à se pencher sur le problème du diagnostic de masse : est-il justifié d'étendre le dépistage du cancer prostatique à toute une population masculine ? Aux États-Unis, l'Association américaine de cancérologie et l'Association américaine d'urologie recommandent un tel dépistage systématique chez tous les hommes de plus de cinquante ans. En France, l'Association française d'urologie ne le recommande pas. En effet, de nombreux patients atteints d'un cancer prostatique n'en souffriront jamais et décéderont d'une autre affection, en particulier si leur cancer est découvert après soixante-dix ans. Seul un faible pourcentage de cancers prostatiques aura donc un impact sur la qualité de vie et sur la durée de vie des patients. Or les traitements proposés ont tous des effets secondaires non négligeables, même si les progrès réalisés tendent à les minimiser. Ils doivent être réservés aux seuls patients chez qui le cancer prostatique risque d'évoluer sur un mode défavorable. Or c'est là toute la difficulté !

Actuellement, il est impossible de connaître avec précision quels seront les cancers qui vont évoluer rapidement et qui sont donc de mauvais pronostics, parmi tous ceux diagnostiqués à un stade localisé. Aussi, l'attitude adoptée est de proposer un traitement à visée curatrice aux patients ayant une forme de cancer localisée, s'ils ont plus de dix ans d'espérance de vie (soit aux hommes âgés de moins de soixante-quatorze ans).

Ces traitements reposent sur la chirurgie (ablation de la prostate) et sur la radiothérapie. Ils peuvent être précédés d'une hormonothérapie néoadjuvante (traitement médical faisant appel à des hormones), mais il s'agit d'une attitude encore expérimentale n'ayant pas apporté la preuve formelle d'un intérêt pour le patient. Par ailleurs, aucune étude n'a réussi à démontrer la supériorité de la chirurgie ou de la radiothérapie en terme de survie. Si une différence existe, elle est donc probablement minime et ne se manifeste qu'après 10 ou 15 ans. De même, les complications inhérentes à ces deux traitements sont voisines : on observe un peu moins de troubles de la continence avec la radiothérapie, mais plus de troubles digestifs avec la chirurgie. En ce qui concerne les troubles de l'érection, les pourcentages sont voisins avec ces deux thérapeutiques, mais leur apparition est décalée dans le temps (précoce avec la chirurgie, différée avec la radiothérapie).

Les incontinences postopératoires peuvent bénéficier d'une rééducation périnéale. En cas d'incontinence gênante persistante, la solution actuellement retenue est la mise en place d'un sphincter urinaire artificiel. Concernant les troubles de l'érection, le recours aux injections intracaverneuses (que le patient apprend à faire lui-même), voire la pose d'une prothèse pénienne, permettent aux patients de retrouver une vie sexuelle normale...

À côté des traitements à visée curatrice s'adressant aux formes localisées de cancer prostatique, les traitements à visée palliative concernent les formes infiltrantes ou métastatiques de ce cancer. Ils reposent sur la castration chirurgicale ou médicale (hormonothérapie ayant pour but de diminuer le volume de la prostate et donc d'améliorer une miction défaillante), parfois associée à une radiothérapie. La chimiothérapie pourrait aussi d'améliorer la qualité de vie des patients chez qui le traitement hormonal devient inefficace après quelques années : toutefois, le cancer prostatique étant chimio-résistant, elle ne se conçoit que dans le cadre de protocoles d'essai en recherche.

Bien que le spécialiste dispose de nombreuses armes thérapeutiques, il est est encore trop tôt pour savoir si le pronostic du cancer de la prostate s'est significativement amélioré ces dernières années. D'autres progrès sont de toute façon attendus. Les urologues espèrent, entre autres, être capables de prédire l'évolution d'un cancer pour un patient donné et donc clairement de distinguer les sous-groupes de patients à traiter des patients nécessitant une simple surveillance. Ils espèrent enfin en savoir plus sur la place que pourraient prendre les traitements hormonaux...

Un cancer, des histoires

Chaque patient atteint d'un cancer a sa propre histoire. Deux cancers, fussent-ils de même nom, ne sont jamais vécus de la même façon.

La preuve ? Les récits qui suivent sont ceux de patients qui, en des temps et des lieux différents, ont présenté un cancer touchant le même organe. Mais selon l'intérêt qu'ils ont porté à leurs symptômes révélateurs, le temps mis avant de consulter, leurs relations avec l'équipe soignante, leurs liens affectifs avec l'entourage, la façon dont ils ont accueilli le diagnostic et le traitement, aucune histoire ne ressemble à une autre.

Pourquoi vous les conter ? Pour vous prouver que votre rôle, face à la maladie, est peut-être aussi important que celui des traitements médicaux. De par votre façon d'agir et de réagir, vous pouvez changer le cours de l'histoire. Prendre en mains votre destin avec le concours des médecins. Devenir un membre actif de votre guérison, tout comme Nicole, Roland, Martine et les autres...

Vingt ans après…

Veuve en 1967, Virginie se retrouve seule avec trois grands enfants. De tempérament optimiste, elle déniche rapidement un emploi d'assistante dentaire, puis, le temps passant, fait connaissance de Paul qui devient son second mari en 1969. L'histoire pourrait s'arrêter là, Paul et Virginie coulant des jours heureux dans un appartement joliement fleuri de la région nîmoise. Hélas, le sort en a décidé autrement…

Ils fêtent tout juste leurs trois ans de parfait bonheur lorsqu'un dimanche matin d'octobre 72, la maladie vient frapper à leur porte. Virginie se réveille avec de violentes douleurs dans le bas-ventre et une température proche de 40°. Appelé en urgence, le médecin de famille la fait hospitaliser sur l'heure. C'est la toute première fois qu'elle et Paul se séparent. Malheureusement, ce n'est pas la dernière…

Toute pressée qu'elle est de retrouver l'homme de sa vie, Virginie demande à se faire opérer aussitôt que possible ! Quoique amusé par cette réclamation plutôt inhabituelle, le gynécologue préfère disposer d'autres examens complémentaires avant de se jeter sur le bistouri. Les trois premiers jours de la semaine se passent donc sans qu'aucune décision chirurgicale ne soit prise.

Résultat, le quatrième jour, un jeudi en fin d'après-midi, Virginie fait un sérieux malaise. Elle est finalement opérée en urgence, et les médecins retrouvent une salpingite (infection des trompes), mais point de tumeur.

De retour au domicile, Virginie est toute à sa joie de retrouver Paul et durant l'année 73, rien ne vient entacher leur bonheur blanc comme neige. Âgée de cinquante ans, Virginie stoppe toute activité professionnelle et part sillonner la France avec Paul lui-même en retraite. Ils ne manquent aucune réunion notoire de la famille, que la fête se déroule en Charentes, en Bretagne, en Alsace ou dans le Doubs. Bons vivants, toujours gais, ils sont les invités de tous les cousins-cousines, même des plus éloignés…

L'année 74 s'annonce hélas moins clémente. Un jour de janvier comme tant d'autres, Virginie s'aperçoit avec effroi qu'elle perd un peu de sang. Craignant un nouvel épisode infectieux, elle consulte son médecin de famille qui l'adresse dans le service de gynécologie où elle a déjà été suivie. Après examen, un prélèvement du col de l'utérus est effectué et Virginie, renvoyée chez elle en attendant les résultats. Rappelée trois jours après seulement, elle est hospitalisée pour un second prélèvement de contrôle : les médecins ont un doute. Mais comme le précédent, il s'avère positif, et Virginie se retrouve avec des séances de radiothérapie programmées sur quatre mois. Or Virginie est de celles qui lisent les pages santé des magazines et prêtent une oreille attentive aux émissions consacrées à ce sujet.

Il est donc impossible de lui cacher la vérité sur son affection. Sans que le mot « tumeur » ne soit laché, elle comprend qu'elle souffre d'un authentique cancer du col de l'utérus. On est en 1974 et son pronostic médical n'est guère encourageant. Aussi, ses premières pensées vont de suite vers Paul : ils ont encore tant à faire ensemble ! La maladie ne peut déjà les séparer...

Bien résolue à se soigner et tenter le tout pour le tout, elle accepte ses séances de rayons avec le sérieux d'une collégienne : cinq jours par semaine de fin janvier à début mai, Virginie est donc hospitalisée dans le même service, subit son traitement dans la même salle austère et rencontre les mêmes soignants.

Mais le samedi-dimanche, lorsqu'elle rentre chez elle, l'hôpital est à cent lieues de ses pensées ! Virginie se plonge sans complexe dans un bain de bonheur, repartant le lundi plus motivée que jamais. Il est vrai que Paul est à ses petits soins, lui concoctant chaque jour un steak de cheval, des agrumes et des légumes frais, tous aliments réputés fortifiants. D'après les médecins, sa femme aurait moins de trois ans à vivre. Pourtant, Paul espère. S'il est croyant ? Affirmatif ! Et ce qui est certain, c'est qu'il croit en Virginie : ils sont tellement faits l'un pour l'autre...

En plus des séances de radiothérapie, Virginie subit une intervention chirurgicale fin février : plus rien de la tumeur ne doit subsister si elle veut avoir une chance de s'en sortir. Et c'est ce qu'elle désire le plus au monde !

Un traitement aussi lourd n'est pas sans conséquences : troubles du transit, douleurs osseuses et brûlures cutanées sont quelques-uns des effets les plus gênants de sa radiothérapie. Pourtant Virginie s'en accommode, bien trop contente d'être vivante et surtout d'être à nouveau près de son mari : un Paul qui chante et siffle tout au long de la journée, comme pour prouver à sa femme que ce qu'elle a n'est pas si grave. D'ailleurs, contrairement aux pronostics trop sombres des médecins, elle reprend vite du poids, des forces et passe finalement le cap des trois ans fatidiques. Dans le même temps, ses visites de surveillance s'estompent et Virginie est finalement considérée comme guérie.

Le printemps 77 est comme une seconde lune de miel pour Paul et Virginie. Jamais leur jardin privatif n'a été aussi beau ! Jamais les oiseaux n'ont chanté aussi fort ! Lorsqu'on sort d'une maladie à l'issue incertaine, c'est fou comme on s'attache à ces détails autrefois jugés sans importance. À l'opposé, les petits désagréments qui nous semblaient catastrophiques prennent une toute autre dimension. Ainsi, Virginie qui aurait jadis tempêté contre ce maudit mal de dos vit très bien avec, encore trop contente de trouver un auriculothérapeute capable de la soulager. Qu'elle ait besoin de parcourir plus de vingt kilomètres pour le retrouver n'a plus trop d'importance maintenant qu'elle se sait hors de danger.

Elle se donne aussi plus de moyens pour réaliser ce dont elle a envie.

Elle s'offre notamment un superbe voyage avec Paul dans l'île de la Réunion où son fils effectue son service militaire. Avant son histoire de cancer, sans doute en aurait-elle énormément parlé, beaucoup rêvé… mais jamais pris la décision de partir !

Les années passant, Paul et Virginie sont plus inséparables que jamais. On les trouve tantôt dans leur jardin où plantes, fleurs et tomates reçoivent des soins de maître. Tantôt sur les routes de France, rendant visite au reste de la famille. Où que soit Virginie, Paul n'est jamais loin. Pour les grandes destinations, tout comme pour les petites. Pour les promenades, comme pour les courses. Pour les visites amicales, comme pour les visites médicales…

Ainsi, l'été 83, lorsque Virginie s'adonne à une partie de pétanque dans les Cévennes, c'est encore avec Paul. C'est donc à lui qu'elle se plaint en premier de ressentir une drôle de douleur dans le sein au moment où elle se penche pour lancer la boule. La douleur se faisant de plus en plus vive, Paul préfère ne pas perdre une minute. Tous deux repartent immédiatement pour Nîmes et voient rapidement le gynécologue ayant assuré le suivi du cancer du col de Virginie. Les examens radiographiques réalisés en urgence sont toutefois rassurants : aucun doute possible, il ne s'agit ni d'un cancer, ni d'une lésion susceptible de devenir cancéreuse. Cependant, Virginie a eu raison de consulter : mieux vaut toujours demander un avis médical en cas de doute, plutôt que passer à côté d'un réel cancer.

En attendant, Virginie retrouve Paul et Paul, Virginie...

Alors qu'elle cherche un logement pour sa mère, elle fait connaissance avec le club des personnes âgées de Nîmes. Et là, c'est le coup de foudre ! Non pour un autre homme que Paul, cela ne lui viendrait même pas à l'esprit, mais pour la peinture sur tissus ! En quelques mois, Virginie donne naissance à des fleurs, des animaux et des paysages sur coussins, nappes, parures de lit, robes, jupes, selon son humeur et son inspiration. Son premier admirateur, c'est Paul et leur maison fleurit soudain de mille et une peintures aux couleurs de la vie.

Ses autres ouvrages sont donnés à des œuvres charitables et vendues à l'occasion de kermesses : les ménagères se les arrachent, et Virginie croule bien vite sous la demande ! En avril 88, lorsqu'une de ses filles se suicide sans explication à l'âge de 42 ans, la peinture sur tissus devient même la seule activité qui arrive à la sortir de ses pensées trop noires. Puis, le temps étouffant sa tristesse, elle retrouve dynamisme et énergie, redevenant la femme joyeuse qui a maintes fois conquis le cœur de Paul...

À partir d'octobre 88 cependant, rien ne va plus. Car Virginie s'aperçoit soudain que ses urines sont rouge sang : un signal qui lui rappelle de biens mauvais souvenirs.

Adressée par son médecin traitant au service d'urologie de l'hôpital de Nîmes, elle y subit divers examens : sans résultat. Entre-temps, ses saignements disparaissent… puis réapparaissent après quelques jours, sans motif apparent.

Des polypes d'une localisation habituelle (à la base de la vessie) sont finalement retrouvés mi-décembre. Une intervention chirurgicale est donc décidée, les polypes devant être retirés et analysés. Mais étant donné que son petit-fils va se marier, Virginie obtient de retarder l'opération de quelques jours : fidèle à sa réputation de bonne vivante, elle tient à être de la fête ! Et comme les résultats d'analyse ne révèlent rien d'autre que des polypes superficiels, Paul et Virginie enchaînent avec les festivités de fin d'année dans la joie et la bonne humeur.

Les années 89 à 92 se révèlent excellentes pour le couple. Dans leur coin de ciel, pas l'ombre d'un nuage. Dans leur appartement, toujours autant de fleurs. Et dans leurs deux cœurs, un amour passionné sans limite ! Un brave toutou ramassé dans la rue et deux canaris couleur pamplemousse ont aussi rejoint le couple d'inséparables. Enfin, les petits-enfants de Virginie lui rendent de multiples visites, notamment pendant les vacances scolaires.

De son côté, Paul s'est lancé dans le théâtre, la troupe municipale ayant fait appel à ses services. Cette passion soudaine leur ouvre des portes vers de nouveaux voyages : dans la campagne lorsque la troupe anime un repas pour personnes âgées. Sur Avignon, à l'occasion du Festival. Et même à Paris où deux représentations sont données dans un théâtre de renom. C'est dire si Virginie est fière de son homme ! Pour elle, c'est lui qui joue le mieux, dans la vie comme sur scène…

En 1993, toutefois, l'infortune reprend ses droits comme si le bonheur de ce couple modèle dérangeait. L'un des gendres de Virginie apprend qu'il présente un cancer digestif à un stade incurable : il a beaucoup tardé avant de consulter alors qu'il souffrait d'importants troubles du transit depuis plusieurs mois. Paul et Virginie multiplient donc les allers-retours dans les Hautes-Pyrénées, là où habite le malheureux avec la fille et le petit-fils de Virginie. Le jour des obsèques de son gendre, Virginie ne se sent pas très bien : gênée par des brûlures urinaires, elle pense avoir une cystite et se traite comme elle peut, mettant ces symptômes sur le compte de la fatigue. Faute d'amélioration, elle finit quand même par consulter son médecin traitant qui lui prescrit plusieurs cures d'antibiotiques. Sans le moindre résultat!

Quelques temps après, Virginie se retrouve donc dans le service d'urologie où ses polypes ont été découverts : on est en janvier 94, et l'atmosphère se veut morose. Les divers examens réalisés à la recherche d'un germe reviennent tous négatifs. Pourtant, Virginie souffre toujours de brûlures urinaires, même si elle finit par s'habituer peu à peu à la gêne. Fin juin, son problème n'est toujours pas résolu. Aussi, un prélèvement d'un petit bout de tissu vésical est réalisé sous anesthésie… et Virginie, convoquée quelques jours plus tard, lorsque les résultats d'analyse sont enfin connus.

En entrant dans le cabinet de l'urologue, elle sent bien que quelque chose ne tourne pas rond.

Alors que d'habitude son médecin est seul pour la recevoir, il est alors accompagné d'un autre spécialiste qui pour l'instant ne dit mot. Alors que son médecin va toujours droit au but, il commence par l'interroger sur sa famille, ses loisirs et ses occupations quotidiennes, un peu comme si ce qu'il avait à lui dire était bien difficile à avouer. Au bout d'une vingtaine de minutes, le mot « tumeur maligne » est finalement lâché. À ses côtés, l'autre médecin acquiesce en silence. Pour Virginie qui n'en est pas à son premier cancer, le message est très clair : vingt ans après, l'histoire se répète à un moment où elle n'y pensait plus…

Elle n'est pourtant pas au bout de ses surprises. En effet, on lui apprend encore qu'elle présente un cancer vésical tout à fait exceptionnel : elle ne serait que le 152e cas rapporté dans le monde! Or sa tumeur, du nom de carcinome neuroendocrine primitif de la vessie, est surtout connue pour son agressivité puisque la moyenne de survie des patients après diagnostic n'est que de vingt mois environ. Cette dernière information, cependant, les médecins se gardent bien de la communiquer à Virginie...

Lorsqu'elle ressort de l'hôpital, Virginie est presque anéantie. Celui qui l'empêche de sombrer, une fois de plus, c'est Paul. Sa présence pendant cette terrible consultation lui a déjà fait beaucoup de bien. Son soutien au sortir de l'hôpital lui est encore plus précieux. Une fois de plus, il va aider sa femme à se soigner. Et une fois de plus, Virginie va s'en sortir.

Comment? Dans un premier temps, elle s'oblige à penser à tous ceux qu'elle aime. Son esprit doit constamment être occupé pour ne pas se laisser envahir par des idées trop noires. Alors, elle prend soin de son jardin, de son chien, de ses oiseaux et décide même de fêter ses vingt-cinq ans de mariage! Contre toute attente, elle réunit une trentaine de membres de sa famille autour d'une table de restaurant, et la soirée se déroule dans une ambiance très gaie : aux yeux des invités, Virginie est plus en forme et plus belle que jamais. Elle rayonne et son grand amour pour Paul y est certainement pour quelque chose!

La maladie, elle ne veut plus y penser, du moins jusqu'en octobre où elle est hospitalisée pour une ablation complète de la vessie. À sa place, elle a droit à une poche discrètement posée sur le côté du ventre : une poche qu'il va falloir apprendre à vider, à changer, bref, un corps étranger avec lequel il faut réapprendre à vivre...

Très fatiguée à l'issue de son opération, Virginie est

envoyée en maison de repos. Bien que Paul lui rende visite tous les jours, elle n'arrive pas à s'y plaire. Lorsque sa poche se perce, les infirmières refusent de lui changer avant plusieurs heures, faute de temps. Quant à la nourriture, elle est si mauvaise à côté de celle de Paul qu'elle ne s'alimente guère convenablement. Le comble, c'est quand un des médecins de l'établissement lui demande si ses cystites ont enfin disparu. Évidemment qu'elle n'a plus de brûlures urinaires puisqu'elle n'a plus de vessie !

Très fâchée par cet incident, Virginie quitte la maison de convalescence et part se reposer chez une de ses cousines. Entre d'aussi bonnes mains, il ne lui faut pas plus de quinze jours pour se remettre sur pieds… Juste le temps d'affronter deux cures de chimiothérapie intensive qui la rendent bien malade : compte tenu de son âge, de sa précédente radiothérapie et de sa récente intervention chirurgicale, Virginie est effectivement très fatiguée, même si la tolérance générale de la chimiothérapie s'est nettement améliorée ces dernières années. Mais le médecin lui a tellement dit et redit que c'était là son unique chance qu'elle accepte courageusement son traitement. L'important, c'est de ne pas être séparée de Paul. L'essentiel, c'est d'avoir encore un avenir avec son mari…

D'ailleurs, Virginie se montre beaucoup plus résistante que prévu, bien plus forte qu'elle-même n'aurait pu l'imaginer. Lorsque arrive Pâques, elle est à nouveau prête à parcourir la France et comme chaque année à cette même période, le couple se rend à une grande fête de famille, celle de Paul…

Malgré le sombre pronostic de son cancer de la vessie, les mois défilent sans le moindre incident médical. D'ailleurs, Virginie retourne dans le service d'urologie, une seule fois par trimestre seulement, à titre de surveillance… Hyperactive, elle a repris son tricot, sa couture, ses mots croisés et sa peinture sur soie. Elle jardine toujours autant avec Paul et s'octroie au minimum deux semaines de vacances, à la découverte d'une nouvelle région.

Malgré le temps qui passe, rien n'a vraiment changé pour Paul et Virginie : ils se sont aimés depuis leur première rencontre, s'aiment aujourd'hui et s'aimeront encore demain. Aussi, Virginie en est certaine : c'est cet amour qui l'a sauvée de ces deux cancers de mauvais pronostic, car à deux, on réussit toujours mieux que tout seul…

Le regard des autres…

Jamais Noël n'a été aussi triste pour Nicole, Jean-Paul et Isabelle que celui de 1992. Pourtant, depuis six ans que traînait cette histoire, il fallait bien que cela se termine d'une façon ou d'une autre. Mais de là à subir neuf heures d'intervention chirurgicale la veille d'un réveillon. De là à rester entre la vie et la mort de Noël au jour de l'an. De là à connaître une année 93 plus sinistre encore…

En mai 86, lorsque Nicole fait ses courses par un joli mois de mai, elle est loin de se douter de ce qui l'attend. D'ailleurs, si une voyante lui avait prédit un avenir aussi misérable, elle ne l'aurait pas crue. Dans le département du Gard, le soleil affiche déjà des températures très clémentes et les jupes colorées fleurissent de toutes parts. Au coin des rues, les langues se délient, les sourires s'animent et les yeux s'ouvrent bien grand. Comment imaginer que le malheur puisse s'abattre ici, quand le ciel est si bleu, l'air si pur et les journées si belles ?

Pressant le pas pour ne pas rater sa fillette de huit ans à la sortie de l'école, Nicole ressent une petite pesanteur dans le bas-ventre. Ce qui ne l'empêche pas de plaisanter avec la maman de Julie, l'une des camarades de classe d'Isabelle.

Cette année, leurs filles ont de la chance : leur institutrice est gentille et toujours disponible, pas comme celle de l'an passé qui était tout le temps absente... De retour au domicile, Nicole sent que sa gêne augmente : elle est maintenant tenaillée par des brûlures urinaires et une envie pressante, presque incessante d'uriner : des signes qui ont tout l'air d'annoncer une cystite. Cependant Nicole n'est pas inquiète. Presque toutes les femmes souffrent d'une infection urinaire au moins une fois dans leur vie. Comme pour tout, il suffit de se soigner à temps pour éviter les complications. D'un naturel prudent, elle se rend donc sans tarder chez son généraliste et suit scrupuleusement le traitement qu'il lui donne. Rapidement enrayé, l'épisode de l'infection urinaire tombe vite aux oubliettes... jusqu'en juin où elle présente encore ces mêmes symptômes désagréables. Une autre visite chez son généraliste et une nouvelle cure d'antibiotiques en viennent bien à bout, mais les fameux troubles reprennent après quelques semaines !

Trois infections urinaires en l'espace de quelques mois, c'en est trop ! Aussi, Nicole préfère demander son avis à un spécialiste qui lui recommande une intervention chirurgicale visant à élargir son urètre (petit conduit menant l'urine de la vessie jusqu'au méat urinaire). Confiante, elle ne voit pas d'autre urologue et entre rapidement dans sa clinique. L'opération se passe sans incident, mais pas les suites opératoires. En effet, l'hygiène est déplorable, et les soins infirmiers, ni faits, ni à faire.

Pire ! Même le matériel fait défaut. Ainsi, Nicole et sa voisine de chambre se partagent le même bassin urinaire ! Or les infirmières ne prennent pas la peine de le rincer entre deux utilisations, malgré les vives protestations des deux compagnes d'infortune. Résultat, Nicole ressort de cette clinique avec tous les symptômes d'une nouvelle infection urinaire, elle qui était venue pour s'en débarrasser!

Mais cela n'inquiète personne et surtout pas son urologue : il lui dit même ne rien pouvoir faire de plus pour elle! Par ailleurs, personne ne lui demande de revenir pour retirer ses fils sous dix jours. Un mois après, Nicole ressent donc une vive douleur au niveau des points de suture qu'elle a gardés et souffre en prime d'une infection cutanée! Excédée, c'est vers son médecin de famille qu'elle se tourne, ne voulant plus entendre parler de cet urologue sans scrupules, de sa clinique malpropre et de ses maudites infirmières...

Craignant que Nicole ait contracté un germe tout particulièrement résistant au décours de son intervention, son généraliste demande un examen cytobactériologique des urines. Comme il revient positif, Nicole se retrouve une fois de plus avec une nouvelle cure d'antibiotiques. Hélas, son efficacité n'est que de courte durée : elle refait une infection urinaire après quelques semaines. Ainsi, l'intervention n'a strictement rien changé à son problème. Ne sachant plus quoi faire, elle se dit qu'avec le temps, tout cela finira peut-être par s'arranger.

En fait, cette alternance de périodes de trêves et d'infections va encore durer six années! Six ans pendant lesquels Nicole essaie de ne pas trop y penser, ayant appris à vivre avec ce trouble qui s'en va et qui revient. L'important, c'est sa fille, son mari, sa maison. Pour arrondir leurs fins de mois, Nicole garde des enfants ou fait des heures de ménage. En plus de mettre un peu de beurre dans les épinards, cette activité lui permet de rencontrer des gens et de discuter de tout et de rien avec eux. Non que Nicole soit du genre à colporter des ragots, loin de là! Mais elle aime le contact humain et rend facilement des services. Aussi, les personnes âgées ou malades font aisément appel à elle et comme dans le quartier, on la sait courageuse, Nicole ne manque jamais de propositions de travail. Quant aux quelques heures creuses qui lui restent, elle les occupe en enjolivant leur pavillon ou en jardinant...

En octobre 92 cependant, elle doit brutalement interrompre toutes ses activités. En effet, après six ans d'infections urinaires récidivantes, son histoire prend une nouvelle tournure, beaucoup plus inquiétante. À présent, c'est du sang qu'elle a dans les urines. Elle est donc hospitalisée dans le service d'urologie du centre hospitalier de Nîmes où elle subit une série d'examens. Ils retrouvent très rapidement des polypes dans sa vessie. Une nouvelle hospitalisation est alors programmée en novembre afin de retirer et analyser ces indésirables. Désormais, plus rien ne peut enrayer le cours de cette histoire...

Ayant toujours été en bonne santé en dehors de ses problèmes urinaires, Nicole est loin d'imaginer le pire. C'est pourtant ce que doit lui annoncer l'urologue qu'elle revoit vers la mi-décembre : quelque chose de plus grave que prévu, quelque chose de cancéreux a été diagnostiqué. Au nom de ce quelque chose qui n'est autre qu'une tumeur vésicale infiltrante, il va falloir lui enlever la totalité de sa vessie, de son urètre, de son utérus et même la paroi antérieure du vagin. Pourquoi une opération aussi large? Patiemment le médecin explique que son cas n'est pas simple. Sa tumeur a commencé d'envahir les tissus avoisinants, en particulier la graisse périvésicale. Or, il existe chez la femme des liens anatomiques étroits entre vessie, utérus et vagin. Ces organes ont donc des risques non négligeables d'être eux-mêmes atteints. Même si Nicole avait souhaité avoir d'autres enfants, cette large intervention lui aurait donc été proposée...

À Nicole qui désire en savoir plus sur les modalités de son opération, le médecin explique enfin qu'il va réaliser une nouvelle vessie, l'intérêt principal de cette intervention étant d'éviter le port d'une poche externe. Cette néovessie va s'implanter dans l'abdomen, son orifice (ou stomie) étant situé sur le flanc. Étanche et continente, elle devra être régulièrement vidangée par l'intermédiaire d'une sonde : un geste qui pourra être réalisé dans les toilettes, de la façon la plus discrète possible.

Quant à savoir quelles sont ses chances de s'en sortir, le médecin n'en parle guère et de son côté, Nicole n'ose pas poser de questions.

De toute façon, s'il l'opère, c'est qu'il doit bien subsister un espoir…

Il y a encore une heure, Nicole était une femme comme les autres. Mais depuis cet entretien, elle ne peut s'empêcher de penser à la tumeur qui la ronge, à ses organes qu'il faudra mutiler. Bientôt…

Deux jours. Le médecin lui a donné rendez-vous dans deux jours seulement, le temps pour elle d'expliquer la situation à sa famille. À son mari, Nicole ne peut s'empêcher de dire qu'elle va mourir, le suppliant de faire tout ce qu'il faut pour leur fille lorsqu'elle ne sera plus là. À sa fille, elle explique qu'elle a une maladie grave mais qu'elle va se battre pour rester auprès d'elle. Isabelle est si jeune. À quatorze ans, on a encore besoin d'une maman, on n'a pas le droit de la perdre…

Très exactement quarante-huit heures après la terrible nouvelle, Nicole se rend comme convenu à l'hôpital sans trop savoir si elle en ressortira un jour. Après une semaine chargée en examens, elle se retrouve sur la table d'opération. Mais juste avant l'anesthésie, un terrible sentiment d'angoisse l'envahit : si elle ne devait pas se réveiller, ne plus revoir sa famille ? On est le 23 décembre et l'intervention dure environ neuf heures. Pendant ce temps, à quelques mètres de là, une jeune fille et son papa attendent que

Nicole ouvre les yeux, les regarde, leur sourit, leur annonce que le cauchemar est fini. Aussi, à son réveil, ils sont là devant elle, le père et la fille, plus unis que jamais…

Le 24 décembre et les jours qui suivent, Nicole les passe en réanimation. Pour elle, il n'y a ni champagne, ni petits fours, ni fête familiale. Seulement les visites de Jean-Paul et Isabelle qui valent plus que tout l'or du monde. Les suites opératoires étant correctes, Nicole quitte l'unité de soins intensifs le 30 décembre pour rejoindre le service d'urologie. C'est peut-être un progrès mais toujours pas l'endroit rêvé pour y passer des fêtes de fin d'année !

Or Nicole n'est pas encore prête de regagner son domicile. Auparavant, elle doit séjourner trois semaines dans une maison de repos située en Camargue. En effet, elle nécessite des soins importants, réguliers et, une fois sa sonde permanente retirée, elle doit encore apprendre à se sonder régulièrement. Son séjour est rendu plus agréable grâce aux visites quotidiennes de son beau-frère habitant à proximité de l'établissement et grâce à la gentillesse des autres patients en convalescence. Certains sont atteints d'un cancer. D'autres souffrent de dépression. Aussi, tous peuvent comprendre ce que Nicole ressent, ses espoirs et ses angoisses. Ici, point de curiosité malsaine, de pitié mal placée ou de rejet du malade. Chacun s'entraide, prête une oreille attentive à qui ressent le besoin de parler, tend le bras à qui a du mal à marcher, sourit aux plus désespérés. Pourtant, face à la maladie, ils ne sont pas égaux. Les uns sont plus gravements atteints, les autres bien plus seuls, les derniers plus fragiles. Mais pour s'en sortir, tous ont besoin d'un proche…

De retour au domicile fin janvier 93, Nicole retrouve peu à peu le moral.

Sa lourde intervention ayant effacé toute trace de la tumeur, les espoirs sont enfin permis. Bien sûr, elle passe encore par des périodes de doutes, mais chaque jour passé est aussi une victoire sur la mort. Tout n'est pourtant pas exactement comme avant. La visite quotidienne d'un infirmier lui rappelle qu'elle n'est pas encore tout à fait guérie. D'ailleurs, sa présence fait jaser les voisins. Que Nicole ait brutalement arrêté ses ménages, ils trouvent ça déjà louche. Mais qu'en plus elle ait besoin de soins, ce n'est carrément pas normal. Les plus perspicaces ont aussi remarqué d'autres changements d'habitude : elle qui ne tenait pas en place délaisse pinceaux, ciseaux et cisailles au profit d'une chaise longue, dévorant les romans philosophiques de sa fille. Sûr et certain, il y a de la maladie sous roche et la maladie, ça fait toujours peur...

Or les voisins n'ont pas tout à fait tort! Nicole n'est pas encore au bout de ses peines. Un jour qu'elle se rend dans le service d'urologie, elle est prise d'une douleur aiguë dans le flanc droit. Craignant une crise d'appendicite, elle en parle aussitôt son urologue qui, pour toute réponse, éclate de rire. Depuis son opération, Nicole n'a plus d'appendice, son équipe l'ayant retiré en même temps que les autres organes à risque. De ce côté, elle peut donc être tranquille! En revanche, elle doit encore subir une chimiothérapie pour plus de sécurité. Mais qu'est-ce que trois mois de cures à côté de l'espoir d'en finir avec la maladie? Pour Isabelle, Nicole est prête à accepter n'importe quel traitement.

Et lorsqu'en mai 93, le médecin lui dit enfin que tout va bien, Nicole se dit récompensée de sa persévérance. Le cancer, c'est du passé! Du moins, c'est ce qu'elle croit...

Car dans la même période, sa fille se plaint d'une douleur à la jambe. Comme elle est très sportive, Nicole pense à un traumatisme et l'envoie chez leur médecin de famille. Mais contre toute attente, ce n'est pas une lésion traumatique que retrouve la radiographie demandée par le généraliste. C'est l'image d'une lésion osseuse tumorale, confirmée par le scanner et l'IRM. C'est donc au tour d'Isabelle d'être hospitalisée afin de subir une biopsie et d'analyser la lésion. Le verdict ne tarde pas à tomber : il s'agit bien d'une tumeur osseuse maligne ou ostéosarcome…

Pour Nicole, c'est un terrible choc. Comment croire, comment imaginer que sa petite Isabelle, sa fille unique chérie qui respire la santé soit aussi atteinte d'un cancer? Hier encore elle sautait les marches de l'escalier quatre à quatre, participait à un match de rugby, courait rejoindre ses amies en chantant!

Même si le médecin lui assure qu'il ne peut y avoir de lien entre son cancer de la vessie et l'ostéosarcome d'Isabelle, Nicole a du mal à s'en persuader. Un cancer dans la famille, c'est déjà difficile à surmonter. Alors deux cancers… D'autant que pour une mère, il n'y a pas pire malheur que celui qui touche son enfant.

Et tandis que les camarades de classe d'Isabelle finissent leur année scolaire en beauté, sa fille est contrainte de prendre le chemin de l'hôpital. Au programme : une chimiothérapie préventive suivie d'une double intervention chirurgicale en août 93, d'une nouvelle cure de chimiothérapie et de deux greffes osseuses, ces traitements se faisant à Montpellier.

Tous ces soins, Isabelle les accepte pourtant courageusement : grâce au chirurgien qui sait trouver les mots justes pour la préparer à l'étape suivante. Grâce aux infirmières, toutes plus adorables les unes que les autres. Et surtout, grâce au cadeau de son grand-père : il vient de lui offrir le petit chien dont elle rêvait, une boule de poils blancs qu'elle surnomme Jojo et qui aboie très fort lorsqu'un passant curieux approche de trop près sa maîtresse.

Malgré les cinquante kilomètres qui la sépare de sa fille, Nicole va la voir tous les jours. Depuis l'année dernière, elle a pris la triste habitude de se rendre plus souvent à l'hôpital qu'au cinéma. D'ailleurs, il lui arrive de penser qu'elle joue un mauvais rôle dans un film sordide. Mais lorsqu'elle voit sa fille dans un fauteuil roulant, la jambe appareillée du pied jusqu'à la cuisse, Nicole se dit qu'hélas, le scénario est bien réel.

Réel et même durable puisqu'Isabelle doit garder son appareil orthopédique jusqu'en décembre 95... Or, durant tous ces longs mois où la jeune fille est invalide, Nicole est confrontée au regard des autres, et jamais elle n'aurait pu imaginer que des hommes ou des femmes aient de telles réactions. Certaines dépassent même la fiction!

Ainsi, une voisine rencontrée en chemin se plaint longuement de ses chaussures neuves qui lui donnent des ampoules aux pieds. Nicole n'en revient pas! Comment peut-on tenir de tels propos devant une adolescente clouée dans un fauteuil roulant et appareillée sur toute la jambe? Mais ce n'est pas le pire! Plusieurs fois, des inconnus abordent Nicole pour lui demander ce dont souffre sa fille, pourquoi elle est appareillée et même si elle comprend ce qu'on dit! Un autre jour qu'elles sont dans un supermarché, une femme revient trois fois à l'assaut, scrutant Isabelle comme une extraterrestre, faisant même des commentaires déplacés à haute voix. Et lorsque la jeune fille perd tous ses cheveux suite à sa chimiothérapie, les regards se font plus inquisiteurs encore, à la limite de l'indécence. Au lycée où elle retourne entre deux traitements, Isabelle est enfin mise à part, rejetée au dernier rang comme une pestiférée. Ses anciennes camarades lui parlent du bout des lèvres quand elles lui parlent, et certains de ses professeurs agissent comme s'ils ne la voyaient pas! Pourtant, le cancer n'est pas contagieux, pas plus que la misère ou le malheur. Alors, pourquoi ces réactions de rejet en chaîne? À seize ans, Isabelle doit non seulement affronter la maladie mais aussi le regard des autres. Or de ces deux maux, le pire n'est peut-être pas celui qu'on pense...

En fait, les seuls à se comporter normalement avec Isabelle sont d'autres personnes touchées de près ou de loin par la maladie.

Le jeune homme qui lui donne régulièrement des cours de rattrapage n'a pas peur d'Isabelle, de son cancer et de son appareillage. Son père a aussi une tumeur, alors, les réactions de rejet, il sait ce que c'est! Mais il connaît aussi les réactions de solidarité et pour lui, ce sont celles-là qui comptent...

D'ailleurs, le temps passant, Nicole et sa fille s'habituent au fait que leur cancer ne laisse personne indifférent. L'essentiel, c'est de guérir l'une et l'autre, toutes ensembles. Hormis une nouvelle frayeur en janvier 95 due à la présence d'un calcul dans ses voies urinaires, Nicole est la première à apprendre sa guérison officielle. Ses visites dans le service d'urologie s'espacent de plus en plus, et ses examens de contrôle sont tous rassurants. Son unique contrainte, c'est devoir se sonder environ toutes les quatre heures. Mais qu'est-ce que ces sondages quotidiens à côté du plaisir de voir sa fille grandir et vivre à ses côtés?

Dans sa rue, l'un de ses voisins n'a pas eu la même chance. Atteint lui aussi d'un cancer vésical, il a pris le risque de bouder la médecine traditionnelle au profit d'une pseudo-médecine parallèle. Résultat, il est décédé à peu près dans le même temps où Nicole a appris sa guérison. En revanche, celui qui lui a conseillé de voir un charlatan est toujours vivant. Vivant et en bonne santé... Le cancer est une maladie trop grave pour la confier à des marchands de bonne aventure, Nicole en est intimement convaincue. Même si son traitement lui a souvent paru difficile, il lui a permis de guérir.

Même si les soins que reçoit sa fille sont des plus

contraignants, ils lui laissent la vie et la jambe sauve... Et aujourd'hui, tout redevient doucement normal! Isabelle a d'ailleurs repris le cours de ses études et dans la maison familiale, Nicole a retrouvé ses pinceaux, ses ciseaux et ses cisailles. Plus personne ne leur pose de questions indélicates, et les voisins, les passants ont trouvé d'autres motifs pour jaser. Le regard des autres, celui qui rejette, condamne ou se moque, Nicole a appris à ne pas le voir, ne pas l'entendre, ne pas en tenir compte, car il ne peut rien apporter de bon. En revanche, les manifestations d'amitié, les actes dévoués ou les petites phrases d'encouragement reçues ici et là, Nicole les a gravés dans sa mémoire : souvent trop rares, ils font pourtant le plus grand bien...

Quand la vie ne tient qu'à une heure !

Dans toute histoire, il y a toujours un fait qui, sous une apparence banale, annonce le drame imminent. Mais comme beaucoup d'entre nous, Guy n'entend pas, ne voit pas son corps lui lancer des signaux d'appel, bien trop captivé par son brillant travail.

Chef de production, il est responsable de la conception, la fabrication et la commercialisation d'équipements sous-marins de haute technologie. Autant de responsabilités ne sont pas de tout repos, et les journées de travail de huit heures règlementaires, Guy ne les connaît pas. Pour lui, elles affichent volontiers douze heures et l'entraînent un peu partout en Bretagne ou à l'étranger. Mais qu'importe ! Quand on aime, on ne compte pas et à cinquante-deux ans, Guy n'échangerait pas son métier contre un autre plus tranquille. Non qu'il se soit toujours vu dans cette branche ! Plus jeune, une carrière de rugbyman ne lui aurait pas déplu. Avec quelques centimètres de plus, il en aurait même eu la carrure. Mais aujourd'hui, Guy se contente de suivre et commenter les matchs diffusés à la télévision et n'a aucun regret. Pas même un soupçon d'amertume ! De toute façon, une carrière de sportif ne lui aurait pas laissé plus de temps libre que son actuelle profession…

Quand arrive l'automne 86, Guy est encore très pris, comme à son habitude. Chaque matin, avant que l'horloge ne sonne huit coups, il retrouve l'ensemble de son équipe dans son bureau. Prendre le temps de saluer et discuter avec les ingénieurs, c'est important quand on est responsable d'une vingtaine d'hommes, et Guy ne manque jamais à cette tâche. Le reste de la journée est pris par les réunions, les visites des ateliers et des commerçants à l'exception du repas de midi qu'il passe si possible en famille. Enfermé dans ce tourbillon, il ne se soucie guère de sa vessie !

Pourtant, ses envies d'uriner se font chaque jour plus pressantes, plus rapprochées les unes des autres, l'obligeant tantôt à s'arrêter sur la route, tantôt à interrompre prématurément une réunion. Mais plutôt que prendre le temps de consulter un médecin, Guy solutionne son problème à sa façon : en diminuant ses boissons, se contentant d'un seul verre d'eau à l'heure du repas. Et en supprimant toute boisson réputée diurétique comme le thé ou le café ! Quoique partiellement efficace, cette mesure lui permet de tenir encore plusieurs mois sans être gêné outre mesure : une négligence qu'il va payer très cher. En effet, ce qui aurait pu être un problème médical sans lendemain va devenir le drame de plusieurs années…

Le printemps 87 bat son plein lorsque Guy, toujours ennuyé par sa vessie, aperçoit du sang dans ses urines : ce signe, il ne peut décemment l'ignorer, continuer de faire comme si de rien n'était !

Ne pouvant plus pratiquer la politique de l'autruche, Guy consulte enfin son médecin de famille, ce qu'il aurait dû faire plusieurs mois auparavant s'il s'était montré raisonnable. Son généraliste ne lui cache pas son inquiétude : du sang dans les urines, ce n'est jamais banal. Si en plus s'y ajoutent des troubles mictionnels persistants, comme dans le cas de Guy, c'est même souvent fâcheux. Il demande donc une échographie pelvienne en urgence qui retrouve – il fallait s'y attendre – une image anormale évoquant la présence d'un polype ou d'une masse vésicale. Guy est sitôt adressé au service d'urologie du centre hospitalo-universitaire de Brest. Là, il subit de nouveaux examens dont une urographie intraveineuse (examen radiologique des voies urinaires après injection d'un produit de contraste) qui retrouve une énorme lésion occupant la quasi-totalité de sa vessie. Par ailleurs, une radiographie pulmonaire met en évidence une opacité anormale de son poumon gauche. Au vu de ces résultats, une hospitalisation de quelques jours est décidée en juillet 87 : il faut prélever un échantillon de tissu vésical pour analyse au microscope.

Cependant Guy ne s'inquiète toujours pas, convaincu d'avoir un gros polype, c'est-à-dire une tumeur bénigne. En attendant les résultats de son prélèvement, il se replonge sans la moindre arrière-pensée dans le rythme endiablé de son travail, ne s'accordant pas une minute de répit. Il n'est pourtant pas au bout de ses surprises !

Lorsqu'il le revoit, son urologue lui annonce que son cas est plus sérieux qu'une banale histoire de polype, car c'est d'un authentique cancer qu'il s'agit : une tumeur ayant eu tout loisir de grandir, de déborder les limites de sa vessie et de métastaser dans le tissu pulmonaire au cours des longs mois passés à ignorer les signes d'appel de sa vessie.

Inutile de cacher que la situation est grave. Au stade de métastases, les chances de guérison d'un cancer vésical sont alors presque nulles, mais cela, Guy ne le sait pas. Pour sa femme, la nouvelle est très difficile à accepter. Guy ne lui a jamais parlé de ses troubles urinaires, encore moins de la présence de sang dans ses urines. Elle est donc terrassée.

Dans l'affolement, elle le supplie d'aller se faire traiter dans un centre parisien de renom, ce qu'il refuse. Le service où il est suivi et les urologues qui s'occupent de son cas lui conviennent tout à fait ! De plus, Guy ne tient pas à s'éloigner de son travail : en restant dans la région, il lui est plus facile de continuer à jouer son rôle de conseiller, même s'il est moins présent sur le terrain au moment des traitements. D'ailleurs, Guy refuse toute idée d'hospitalisation avant octobre : il a trop d'engagements professionnels importants ! Et si l'équipe d'urologie accepte de patienter jusque-là, c'est que malheureusement, au stade où en est son cancer vésical, il n'y a plus vraiment d'urgence…

Avant la fin de l'année, Guy est hospitalisé deux semaines à Brest pour une intervention qui consiste à dériver ses urines de leur voie habituelle afin qu'elles ne passent plus par la vessie malade.

Il va devoir apprendre à vivre avec une poche. Or pour lui, c'est là que les ennuis commencent ! En effet, cette première intervention chirurgicale se solde par une éventration postopératoire, une phlébite et une embolie pulmonaire qui lui valent une reprise chirurgicale en urgence, dix-sept jours de réanimation et de nombreux cauchemars. Guy, qui ne s'est jamais intéressé aux rapaces, rêve soudain qu'il en élève des dizaines. À la place du bruit des appareils de réanimation, il croit entendre des trains venir de partout, y compris des locomotives à vapeur ! À ce flou inquiétant, viennent encore se greffer des bribes de conversation réellement entendues : tout ce qui est dit sur lui est enregistré et enfoui quelque part dans son cerveau…

Lorsqu'il sort du service de réanimation, Guy n'est pas pour autant tiré d'affaire. Cette première intervention n'était qu'une étape préliminaire. En effet, pour espérer stopper le développement de son cancer et améliorer son confort, une chimiothérapie est aussi nécessaire. Elle débute peu de temps après l'opération à raison de deux jours hebdomadaires pendant trois semaines. Là encore, sa première cure commence mal car Guy est pris de vomissements incoercibles. Aujourd'hui, les médecins pourraient lui proposer des médicaments efficaces capables de s'opposer aux effets secondaires de sa chimiothérapie. Mais dans les années 80, de telles molécules n'existaient pas encore... Courageux, il n'abandonne pas pour autant. À raison !

Car de nouveaux clichés pulmonaires montrent que l'opacité anormale a complètement disparu à l'issue de cette première cure. Voilà qui est encourageant !

Ses cures suivantes se passant mieux que prévu, Guy retrouve même un certain optimisme. Hormis les deux jours hebdomadaires qu'il passe à l'hôpital, il ne s'arrête pas de travailler. Enfin, pour ne rien changer à ses habitudes, il réunit ses trois grandes filles pour Noël. Qui pourrait croire qu'il sort tout juste de sa seconde cure de chimiothérapie ? Autour du traditionnel feu de cheminée, la vie semble plus paisible, un peu comme si la maladie s'en allait elle aussi en fumée... Plus tard, au moment des vœux du nouvel an, chacun lui présente ses bons souhaits. Or des projets, Guy n'en manque pas : l'an 2000 n'est pas si loin !

En attendant, février 88 est le temps des bilans. Une nouvelle hospitalisation est programmée en vue d'une biopsie de contrôle. Si la chimiothérapie a pleinement joué son rôle, Guy sera tranquille pour un temps. Mais dans le cas contraire, le pire est à craindre... Et c'est bien là le problème : pour Guy, la chimiothérapie n'a pas donné tous les résultats escomptés, car il persiste un carcinome actif et infiltrant. S'il avait consulté plus tôt, le dénouement aurait sans doute été différent. Hélas, il a trop attendu : plus de six mois se sont passés entre les premiers troubles urinaires et son rendez-vous chez le généraliste. Six mois de trop...

À vouloir gagner une heure – le temps de consulter un

médecin –, il a non seulement prolongé de plusieurs mois son traitement, mais surtout pris le risque de ne jamais s'en sortir. Il va de nouveau falloir frapper sur la tumeur, subir hospitalisations et tracas et rester des semaines dans l'incertitude… Or à ce stade avancé de la tumeur, les solutions sont limitées et ont surtout pour objectif d'améliorer le confort du patient. Guy ne voulant plus de sa poche et souhaitant retrouver une fonction urinaire la plus proche possible de la normale, c'est l'ablation complète de sa vessie et la restauration d'une continuité urinaire qui est finalement envisagée en avril 88. Pour ce type d'opération, les urologues doivent user d'ingéniosité. L'intervention, lourde, consiste à remplacer la vessie malade par un greffon (en l'occurrence, un segment d'intestin), puis à la raccorder aux différents canaux urinaires après avoir ramenés ces derniers à la base de la prostate. Et comme avec Guy, rien n'est jamais simple, il présente une fuite urinaire et fait un bel abcès à l'issue de ce deuxième acte chirurgical. On l'opère donc à nouveau en mai 88 pour réparer la fuite et assainir l'abcès. Peine perdue ! Tous deux réapparaissent après quelques temps, de sorte que Guy se retrouve avec une sonde urinaire à demeure… du moins, en attendant une nouvelle intervention destinée à remplacer le greffon déficient.

Hélas, l'opération n'aura pas lieu comme prévu ! La raison de ce nouveau contretemps ? En juin 88, Guy fait un infarctus du myocarde.

Le voilà donc qui signe une fois de plus pour huit jours de réanimation avant de se retrouver en service de cardiologie. Habitué à plaisanter avec l'équipe soignante d'urologie, il ne se plaît guère dans ce nouvel univers où les internes jouent au petit chef. Ici, personne à qui parler de sa passion pour le rugby, personne avec qui discuter de tout et de rien. Or, s'il ne se sent pas vraiment à l'aise avec un médecin,

Guy ne peut lui accorder sa confiance. C'est donc avec grand soulagement qu'il quitte ce service austère et regagne son domicile. Il est vrai que depuis son entrée dans le service d'urologie en avril dernier, quatre mois se sont déjà écoulés ! Seize longues semaines pendant lesquelles il a eu tout loisir de lire de nombreux récits de voyages, écouter du jazz à la radio et se lier d'amitié avec quelques soignants du service d'urologie. À l'hôpital, c'est un peu la loi du tout ou rien : tantôt les blouses blanches se bousculent dans votre chambre, tantôt vous êtes livré au silence, en particulier en début de soirée quand l'heure de visites est terminée. Dans ces moments de grande solitude, savoir qu'il y a tout près une infirmière prête à venir plaisanter ou discuter un brin avec vous est d'un grand réconfort. Et quand on se montre aussi coopératif que Guy avec le personnel soignant, on s'attire vite les sympathies, on ne reste jamais longtemps bien seul. Sachant sa femme inquiète, un anesthésiste pousse même la gentillesse jusqu'à l'appeler tous les matins pour la rassurer sur la nuit que Guy vient de passer…

Le mois de juillet bat son plein et les pétards annoncent de toutes parts la grande fête du quatorze, mais Guy n'a toujours pu bénéficier de son intervention d'urologie. En revanche, il semble avoir pris un abonnement dans le service de réanimation, puisqu'il y retourne huit jours pour un brusque œdème du poumon. Cette fois pourtant, sa vessie n'y est pour rien ! Le coupable, c'est son cœur qui connaît une grosse faiblesse passagère après son épisode d'infarctus. Mais pour Guy, le résultat est le même et s'épelle en quinze lettres : hospitalisation !

Alors qu'il est toujours en réanimation, Guy a la bonne surprise de voir arriver dans sa chambre presque tout le service d'urologie. En une seule journée, deux urologues, deux anesthésistes, deux surveillantes et quatre infirmières passent prendre de ses nouvelles ! Lui, qui était encore considéré comme un patient ordinaire la veille au soir, devient soudainement la vedette du service de soins intensifs, les soignantes ne sachant plus que faire pour lui rendre le séjour plus agréable! Néanmoins, l'univers hospitalier reste ce qu'il est, et ce n'est pas sans un immense plaisir que Guy regagne une fois de plus son domicile... Pas pour longtemps! En octobre 88, une nouvelle phlébite le renvoie à l'hôpital, non en cardiologie comme le voudrait la logique, mais en urologie, à sa demande expresse. Cependant, à la différence de mai 88, il ne peut être question d'intervention dans l'immédiat : Guy est maintenant considéré comme un sacré cas à problèmes!

Pourtant, Guy n'aura plus d'ennuis médicaux pendant deux ans : vingt-quatre mois de répit pendant lesquels il reprend doucement son travail, troquant ses anciennes responsabilités contre de nouvelles fonctions plus tranquilles. Fini les déplacements régionaux, les voyages à l'étranger et les journées à rallonge. Son éventration le gêne toujours autant et Guy doit ménager ses efforts. De plus, il est handicapé par la présence de sa sonde urinaire...

Entre-temps, il revoit régulièrement son urologue. Bien que maintes fois reportée, l'intervention prévue n'est toujours pas tombée aux oubliettes! Elle est finalement programmée en janvier 91. Mais si Guy se réjouit de cette perspective, les anesthésistes, eux, sont plutôt inquiets. En effet, Guy jouit d'une solide réputation de « monsieur catastrophe » dans l'hôpital, et ceux qui l'ont connu en service de réanimation s'empressent de prévenir leurs confrères qu'il attire toutes les poisses. « Radio Tam-Tam » fonctionne à merveille dans les hôpitaux!

N'en déplaise aux mauvaises langues, l'intervention consistant à lui créer une néovessie et à faire la cure de son éventration se déroule sans complication notoire... du moins le temps de quelques jours! Car à peine le croit-on sorti d'affaire que Guy est brutalement pris de vomissements, présente un ventre très douloureux et un arrêt total de son transit : il s'agit d'une occlusion intestinale, complication toujours possible de la chirurgie abdominale. Le revoilà donc parti au bloc chirurgical en toute urgence!

Mais loin de s'effondrer, Guy trouve encore la force de plaisanter, criant et chantant à tue-tête sous les yeux des autres patients ébahis, tandis qu'il traverse divers couloirs en direction de la salle d'opération! Lorsqu'il se réveille dans son lit, Guy apprend qu'il a une fois de plus échappé au trépas. Même son urologue le surnomme « le miraculé » ou encore « trompe-la-mort » !

Avec tout autre patient, la fin du mois de janvier se serait passée sans encombre. Mais avec lui, rien n'est facile, et un simple fait d'actualité, la guerre du Golfe, a vite fait de retentir sur sa santé! Le rapport entre cette guerre lointaine qui touche à sa fin et Guy dans son lit d'hôpital? Qu'il allume son poste télévisé, écoute la radio ou bien ouvre le journal, il n'y en a que pour le Golfe, le Golfe et encore le Golfe! Or pour un malade comme Guy, condamné à rester des semaines à l'hôpital sans autre loisir que les médias, c'en est vraiment trop d'entrendre répéter toutes les demi-heures les mêmes informations. L'apothéose, c'est quand le film du soir qui l'intéressait est supprimé au profit d'un nouveau commentaire sur cette guerre dont il n'a que faire en tant que malade. Résultat, il se retrouve avec 18 de tension artérielle, surexcité au possible! Le Golfe, il ne peut plus, il ne veut plus en entendre parler, se plongeant dans toute autre lecture à condition qu'elle l'entraîne loin des chemins de l'Irak, jusqu'à sa sortie en février 91.

Depuis février de cette année-là, Guy n'a plus remis les pieds à l'hôpital autrement que pour une visite de contrôle.

Son état étant stationnaire en dehors d'une nouvelle histoire d'éventration, les urologues le considèrent aujourd'hui comme guéri. À leur grand étonnement, celui qui avait un cancer très avancé et très agressif, celui qui leur a fait toutes les complications possibles et imaginables est bel et bien sorti du tunnel !

De son côté, Guy a peu à peu retrouvé ses bonnes vieilles habitudes, celles qui font tant défaut quand vous êtes sur un lit d'hôpital : bureau la semaine, campagne le dimanche, repas de fête en famille. En août 91, alors qu'il a cinquante-sept ans, Guy stoppe toute activité professionnelle et part en préretraite : sa maison de campagne devient sa résidence secondaire…

De ses nombreux séjours hospitaliers, Guy n'a gardé qu'une mauvaise habitude, celle de s'endormir tôt le soir et se réveiller aux aurores, voire, au milieu de la nuit. Il a alors tout son temps pour réfléchir. Méditer sur le médecin qu'il aurait dû consulter quand sa vessie criait danger. Penser aux quatre petits-enfants qu'il aurait pu ne pas connaître s'il avait attendu davantage. Cogiter sur l'importance de veiller à son capital santé. Chacun est responsable de son corps, à la ville comme à l'hôpital. Le médecin, lui, est partenaire : il n'aide que ceux qui lui en font la demande. Or, qu'est-ce qui peut empêcher un homme de lui faire cette demande ? Certainement pas le manque de temps car on peut tous trouver une heure dans son emploi du temps.

La peur de la maladie, alors ? Mais la laisser évoluer en faisant comme si de rien n'était n'a jamais guéri personne ! La négligence, sans doute ? Payer toute sa vie pour une insouciance de ce type, c'est plutôt cher payer, non ?

Aujourd'hui, Guy n'a plus qu'un seul regret : celui de ne pas avoir pris plus tôt l'avis de son médecin, car rien ne sert de courir des risques inutiles, il faut juste consulter à point !

L'avis du professeur Philippe Mangin, chef du service d'urologie du centre hospitalo-universitaire de Nancy

En France, le cancer de la vessie représente la septième cause de mortalité par cancer chez l'homme, la neuvième cause chez la femme. Il est responsable de plus de 3000 décès annuels chez l'homme, plus de 1 000 chez la femme. Quasi inexistant avant trente ans, sa fréquence augmente avec l'âge. Ce cancer est enfin plus répandu dans les pays industrialisés à l'exception du Japon et dans les milieux urbains.

Le cancer de la vessie a plusieurs facteurs de risque. Le tabac, par exemple, est responsable de plus de la moitié des cancers vésicaux ! Le risque est d'autant plus élevé que la consommation est importante et ancienne. Parmi ceux qui fument deux paquets par jour depuis plus de quinze ans (ou un paquet par jour depuis plus de trente ans), le risque d'avoir un cancer de la vessie est multiplié par trois. Néanmoins, ce risque commence à décroître de façon significative après dix ans de sevrage tabagique total. Autre facteur de risque connu : les amines aromatiques, à l'origine de cancers vésicaux professionnels. Sont notamment concernés, les métiers de la métallurgie, de la peinture, du caoutchouc et des dérivés de l'hydrocarbure. Enfin, la bilharziose urinaire chronique (maladie parasitaire très fréquente en Afrique) est directement responsable de nombreux cancers vésicaux.

À côté de ces facteurs de risque reconnus, d'autres sont plus discutés. C'est le cas de l'irradiation du petit-bassin, de quelques molécules utilisées en chimiothérapie, de certains virus et du café à fortes doses. Bien qu'évoquée à plusieurs reprises, leur relation avec le cancer de la vessie n'a jamais pu être prouvée.

Le principal signe d'appel de cette affection est l'hématurie, c'est-à-dire la présence de sang dans les urines. Attention ! Même si les urines sont à peine rosées ou si le saignement ne survient qu'une seule fois, il est essentiel de consulter... et de consulter rapidement ! Les autres signes annonciateurs d'un cancer de la vessie sont peu spécifiques : les troubles mictionnels (brûlures, impériosités, envies fréquentes d'uriner, etc.) doivent alerter, lorsque l'examen cytobactériologique des urines ne retrouve pas d'agent microbien responsable et lorsqu'ils persistent ou récidivent dans le temps.

Dans le doute, la cystoscopie qui consiste à observer la vessie à l'aide d'un endoscope est indispensable. Lorsqu'une lésion est observée, un prélèvement est effectué pour analyse microscopique : lui seul permet d'affirmer le cancer, son degré d'infiltration et le degré d'agressivité de la tumeur.

Selon que la tumeur est superficielle, infiltrante ou au stade de métastases, sa prise en charge est différente.

Lorsque la tumeur est bien limitée et n'envahit pas la paroi musculaire de la vessie, elle est retirée au cours d'une endoscopie. De plus, des instillations intravésicales répétées de vaccin BCG ou de médicaments chimiothérapiques permettent de limiter le risque de récidive. Une surveillance endoscopique à vie est ensuite nécessaire. Quand cette règle est bien suivie, le pronostic des tumeurs superficielles de la vessie est excellent.

Lorsque la tumeur envahit l'épaisseur de la paroi de la vessie, le geste doit être plus agressif car le risque de métastase est grand. Seule solution : l'ablation chirurgicale de la vessie et des tissus alentours susceptibles d'abriter des cellules cancéreuses par contiguïté. Chez l'homme, on enlève donc la vessie, la prostate, les vésicules séminales et les ganglions régionaux. Chez la femme, on retire la vessie, l'utérus, la paroi antérieur du vagin, l'urètre et les ganglions régionaux. La reconstruction d'un nouveau réservoir d'urines se fait dans le même temps opératoire. Chez l'homme, deux solutions sont possibles. La première consiste à prélever un segment d'intestin pour l'utiliser comme néovessie. Cependant, l'intestin continue de se comporter comme un segment de tube digestif et non pas comme une vessie : il sécrète du mucus dans les urines, est l'objet de contractions péristaltiques à l'origine de fuites urinaires lorsque le sujet s'endort profondément et renseigne mal le cerveau de son état de réplétion (s'il est vide ou plein) : le patient doit donc lui-même penser à vider régulièrement sa néovessie.

Lorsque cette solution est impossible sur le plan technique ou que le patient la refuse, c'est une dérivation cutanée qui est alors proposée. Les deux uretères, ou canaux par lesquels l'urine circule pour aller des reins à la vessie, sont reliés entre eux et dirigés sur le flanc par l'intermédiaire d'un court segment intestinal isolé. À ce niveau, une ouverture artificielle ou stomie est pratiquée et une poche discrète, collée autour. Cette dernière se vide à volonté et est changée tous les trois jours par le patient lui-même. Dans ce cas, le problème des fuites urinaires nocturnes ne se pose pas, mais la poche est visible lorsque le patient est déshabillé. Chez la femme, cette seconde solution est la seule possible sur le plan technique, puisque son urètre (canal permettant la vidange de la vessie) a été retiré. La poche externe peut toutefois être remplacée par une néovessie implantée dans l'abdomen comme dans le cas de Nicole. Là encore, quelle que soit la solution retenue, une surveillance régulière de l'appareil urinaire restant s'impose à vie.

Enfin, lorsque la tumeur envahit les tissus périvésicaux, les ganglions régionaux ou/et s'accompagne de métastases, l'objectif du traitement est d'améliorer la qualité de vie du patient et de prolonger sa survie, du moins la survie « agréable », c'est-à-dire en dehors de l'hôpital et peu médicalisée. Il peut associer chirurgie, chimiothérapie et/ou radiothérapie selon les cas. À ce stade, les guérisons sont beaucoup plus rares mais non exceptionnelles : Guy en est un bon exemple !

Par hasard…

On dit parfois que le hasard fait bien les choses. À Josette, il a permis de rencontrer Jacques à Sète, au retour de son service militaire. Fiancée à vingt-deux ans, mariée à vingt-quatre, Josette se plaît à dire que Jacques est sa plus belle loterie! De caractère très doux, plutôt facile à vivre, il est aussi brun aux yeux noirs qu'elle est blonde aux yeux clairs. Et dans ce coin de Camargue qu'ils habitent depuis le début des années 70, Josette et Jacques coulent des jours heureux. Pensez, leur pavillon est situé à quelques mètres seulement de la mer! Pour rien au monde ils ne retourneraient en région parisienne où Jacques a été quelques temps cheminot. Plus jamais Paris, ni aucune autre région, d'ailleurs : encore récemment, Jacques a refusé une importante promotion qui l'obligeait à partir dans le Jura…

En 1988, il est donc conducteur de travaux et Josette, lingère à l'hôpital. Lui supervise un projet d'alimentation en eau potable dans la région camarguaise. Elle blanchit des draps pour assurer le confort des malades. Guy, leur fils unique, poursuit ses études de comptabilité du côté de

Montpellier. Pendant les grandes vacances, il travaille volontiers sur le chantier de son père pour se faire un peu d'argent de poche. À vingt-trois ans, un jeune homme a des velléités d'indépendance !

Le 27 juillet 88, père et fils quittent le chantier dans le même véhicule : ils doivent chercher un gros camion du côté de Montpellier. Hélas, sur le trajet, la voiture précédant Jacques en percute une autre qui arrive de plein face. Jacques ne peut les éviter, c'est le carambolage. L'accident fait de nombreux blessés dont Jacques qui reste vingt-quatre heures dans le coma et présente de multiples contusions sur tout le côté gauche. Son fils, quant à lui, s'en tire plutôt bien, avec quelques égratignures.

Après une semaine passée à l'hôpital, Jacques décide de reprendre très vite son travail. Pourtant, rien ne va plus comme avant, un peu comme s'il était ailleurs. Le matin, par exemple, il lui arrive de prendre une mauvaise route, lui qui connaît par cœur son trajet le menant au chantier. Parfois même, son regard se fait hagard, et Jacques reste quelques minutes les bras ballants, ne sachant plus que faire. Autour de lui, tout le monde a conscience que quelque chose ne va pas. Son directeur, qui est aussi un ami, finit par lui conseiller de revoir un médecin, d'autant que ce n'est pas dans ses habitudes d'avoir un tel comportement : en vingt ans, Jacques ne s'est presque pas arrêté. Il n'est jamais malade !

Mais là, c'est différent. Il a au moins besoin d'un avis, celui d'un médecin spécialisé dans les suites d'accident. Le sien l'a sans doute bien plus traumatisé qu'il ne le pensait. D'ailleurs, comme Josette le dit toujours en plaisantant, son mari ne pourrait être pompier ou médecin, car la seule vue du sang le met dans tous ses états.

Non qu'il soit spécialement peureux ! Mais il a vu de ses propres yeux des copains d'armée sauter sur des mines pendant la guerre d'Algérie. Sa mère était aussi une grande blessée de guerre. Or ce genre d'images, ça vous marque un homme à vie...

Mal à l'aise depuis son accident, Jacques accepte sans trop se faire prier de retourner dans le service qui l'a suivi pour son trauma crânien. Sous une robustesse apparente, il souffre d'une authentique dépression, a perdu toute confiance en lui. Ce type de réaction n'est pas rare à l'issue d'un accident, en particulier après une perte de connaissance. Dans ce cas, la victime a toujours besoin de temps pour s'en remettre. Pour Jacques, il faudra environ six mois...

Lorsqu'il reprend son travail à mi-temps, en janvier 89, Jacques va moralement beaucoup mieux. Certes, il est encore assez anxieux, mais c'est dans son tempérament habituel de s'inquiéter pour son travail, sa femme, son fils et même ses amis : quand on est très sensible comme l'est Jacques, on prend toujours à cœur de très bien faire les choses. Cependant, cette hyperémotivité n'explique pas la fatigue qu'il ressent tous les jours, notamment en fin d'après-midi. Ses horaires ont diminué de moitié et lui se sent deux fois plus éreinté ! Lui qui aimait jardiner, se promener du côté du port, discuter avec les pêcheurs et même faire du vélo avec des voisins, délaisse toutes ces activités au profit de la chaise-longue ou du canapé.

Résultat, sa pelouse prend des allures hirsutes où mauvaises herbes et liserons s'en donnent à cœur joie. Ses chaussures de marche ne quittent plus le placard de sa chambre, et dans le garage, son beau vélo tout terrain sert de support à quelques toiles d'araignées indélicates !

Poussé par Josette qui s'inquiète de le voir aussi las, Jacques finit par se rendre chez son médecin traitant. L'examen clinique ne retrouvant rien de particulier, un bilan sanguin de contrôle est réalisé. Or, celui-ci revient avec un taux d'urée anormalement élevé. Une échographie rénale est alors demandée : elle met en évidence de nombreuses lésions kystiques associées à de volumineuses tumeurs solides. D'autres investigations s'imposent, dont un scanner qui vient confirmer la présence de kystes multiples dans son rein gauche. Le tableau est suffisamment alarmant pour que le radiologue se mette aussitôt en contact avec le généraliste de Jacques.

À peine le voilà donc rentré de son examen que son médecin le rappelle et lui propose un rendez-vous sous quinze jours, au centre hospitalo-universitaire de Nîmes. Plusieurs spécialistes ne seront pas de trop pour s'occuper de son cas. Très rapidement, la décision d'opérer est prise, malgré les vives protestations de Jacques qui ne se sent pas malade. L'équipe d'urologie veut en savoir plus sur ces tumeurs solides et kystiques. Son analyse au cours de l'intervention apprend qu'il s'agit d'un oncocytome rénal, une forme de cancer très particulière, en ce sens qu'elle ne métastase jamais.

Mais pour Jacques qui se retrouve avec un rein en moins, la nouvelle est vraiment dure à avaler, et les premiers temps, il lui arrive même de pleurer. Il se savait fatigué, mais pas atteint à ce point ! Alors, il cherche à comprendre pourquoi lui plutôt qu'un autre. C'est toujours la question qu'on se pose dans ces moments-là. Comme son cancer est situé du côté gauche, celui où Jacques a été traumatisé lors de l'accident, il pense d'abord à un possible lien entre ces deux faits. Les médecins ne peuvent cependant le lui affirmer. Ancien fumeur, il se dit ensuite que la cigarette y est peut-être pour quelque chose. Mais si le tabac est impliqué sans doute aucun dans certains cancers comme ceux du poumon, de la gorge, de l'estomac ou de la vessie, son action n'est pas encore prouvée dans le cancer du rein. Alors Jacques continue de chercher la raison de ce cancer. Et s'il était héréditaire ? Sa mère a bien eu une leucémie. Mais là encore, la réponse est négative : leucémie et oncocytome n'ont vraiment rien à voir... Jacques a beau se poser tout un tas de question, personne ne peut lui dire pourquoi lui et pas un autre. Le hasard peut-être ?

Heureusement, dans cette épreuve difficile, Josette est là pour le soutenir. D'un tempérament optimiste, elle trouve toujours des mots réconfortants à lui dire, trouvant même un côté positif dans son malheur : ce rein en moins, c'est un mal pour un bien puisque le voici débarrassé de son cancer. D'autres n'ont pas cette chance, ne se délivrent pas si facilement de leur tumeur.

Or, si Jacques n'avait pas consulté son généraliste, s'il avait refusé qu'on lui retire son rein, qui sait si aujourd'hui il serait encore en vie ?

Les années suivant son intervention, Jacques passe régulièrement des échographies rénales de contrôle. Toutes étant normales, il se dit finalement, que vivre avec un seul rein, ce n'est pas si terrible. Son rein droit travaille pour deux et Jacques ne s'en porte pas plus mal. D'ailleurs, il a repris son train-train quotidien, a même retrouvé ses chantiers et ses anciens collègues. Pour lui, tout est redevenu normal, Josette avait raison de lui seriner que la vie continuait !

Le 23 juin 90, leur fils Guy se marie. Son diplôme de comptabilité en poche, il prend pour épouse une future préparatrice en pharmacie, jolie, sportive et rieuse. Une chance, les parents de la petite s'entendent à merveille avec Jacques et Josette, un peu comme s'ils s'étaient toujours connus. Tous quatre sont bien sûr de la fête, voyant d'un très bon œil se rapprocher le moment où ils seront grands-parents. Mais ce moment tant attendu se faisant désirer, Jacques et Josette en profitent pour effectuer quelques voyages. L'histoire du rein aux oubliettes, ils ont bien l'intention de croquer la vie à pleines dents. Souvent, on les retrouve dans l'Aveyron où Josette a hérité d'une maison familiale. Ou encore, dans le Gard, chez un frère de Jacques qu'il affectionne tout particulièrement. Enfin, lorsque arrive février, ils partent skier dans les Pyrénées avec un groupe d'amis.

Entre deux escapades, ils retrouvent leur bord de mer et leur jolie campagne camarguaise où Guy élève un cheval blanc comme neige. D'un excellent niveau, il participe aux concours hippiques de la région et gagne de nombreuses coupes, à la joie de ses parents. Ce grand gaillard ténébreux sur son fougueux destrier blanc, c'est la plus belle œuvre de Josette et Jacques, et ce n'est pas un rein en moins qui viendra leur gâcher !

Cinq ans plus tard cependant, en juin 95, tout se gâte à nouveau, au moment même où Jacques et Josette s'apprêtent à partir deux semaines en Haute-Savoie. Ce voyage, ils sont contraints de l'annuler, car l'échographie rénale de contrôle met en évidence de nombreux kystes associés à des tumeurs solides sur le rein droit restant, alors que la précédente échographie, pratiquée onze mois plus tôt, était encore strictement normale. Un nouveau scanner confirme la présence des lésions : l'histoire se répète, comme la toute première fois. Avant même qu'il ait le temps de se rendre compte de ce qui lui arrive, Jacques se retrouve donc à Nîmes, entre les murs de l'hôpital. Étant donné ses antécédents et l'image retrouvée au scanner, l'équipe d'urologie craint un nouvel oncocytome rénal et réalise donc des biopsies à l'aiguille de ces masses. L'analyse au microscope des prélèvements vient confirmer ce diagnostic (si le cancer initial avait été d'un type histologique différent, il est probable que, compte-tenu de la topographie multiple des lésions, l'équipe aurait proposé une ablation rénale associée secondairement à une dialyse).

Or un oncocytome rénal, c'est déjà peu fréquent. Mais

deux oncocytomes à quelques années d'intervalle sur chacun des deux reins, c'est tout à fait exceptionnel !

Après réunion entre spécialistes du service, la décision est prise de réopérer.

Si rien n'est fait, le rein droit sera bientôt tout entier envahi. Lorsqu'il apprend la nouvelle, Jacques est découragé : il était tellement sûr d'avoir passé le cap le plus difficile. Et puis, après une première récidive, on se demande toujours si cela s'arrêtera un jour. C'est qu'il en a bien besoin, Jacques, de son rein...

Lors de sa nouvelle intervention, une vingtaine de tumeurs sont retirées : c'est énorme ! Aussi, il ne reste plus à Jacques, qu'une moitié de rein droit, juste assez pour assurer une fonction rénale compatible avec la vie, à condition de ne pas faire d'excès notamment alimentaires. De plus, Jacques est prévenu qu'en cas de récidive, il faudra l'opérer pour la troisième fois. S'il est techniquement possible de sauver un bout de rein, les chirurgiens le feront. Mais dans le cas contraire, c'est la dialyse qui le guette en attendant la greffe de reins, quelques années plus tard...

Pour un hyperanxieux comme Jacques, ce genre de nouvelle a de quoi déprimer. Aussi, Josette prend tous ses congés et ne le quitte pas d'une semelle, cherchant comme toujours à trouver le côté positif de l'affaire. Sa collègue de lingerie connaît quelqu'un qui a bénéficié, il y a déjà quelques temps, d'une greffe de reins : eh bien Jacques peut la croire, l'homme mène une vie tout à fait normale !

De son côté, Guy multiplie ses visites à ses parents et à l'équipe soignante. Aux médecins, il demande toujours plus d'explications. À son père, toujours plus de courage, le bousculant même un peu lorsqu'il traîne trop pour faire les examens demandés... Grâce à son entourage familial et malgré cette épée de Damoclès qui pèse lourd au-dessus de sa tête, Jacques finit par retrouver doucement goût à la vie.

Bien sûr, il n'a pas repris son travail, mais il revoit régulièrement ses anciens collègues et ses amis. De son côté, Josette qui ne fait plus qu'un mi-temps est plus souvent présente. Enfin, il doit se plier à un régime de légumes bouillis assez contraignant, mais cela ne l'empêche pas de faire quand même la fête. Or ce ne sont pas les occasions qui manquent !

En juin 96, Jacques atteint l'âge canonique de soixante ans. Si à cette occasion, beaucoup se contentent de souffler leurs soixante bougies, Jacques, lui, voit les choses en grand ! Il invite donc près de soixante personnes et les fait manger, danser, chanter, de midi à minuit. Pour les enfants, il y a même des chevaux et des calèches, de sorte que le temps d'un dimanche, ses invités passent tous une très chouette journée.

À peine un mois plus tard, en juillet 96, il célèbre son départ officiel à la retraite avec ses anciens collègues. Là non plus, une seule table ne suffit pas pour accueillir tous les convives ! Et comme il serait dommage de s'arrêter en si bonne voie, Josette et Jacques se paient encore le luxe d'un voyage en Haute-Savoie, au moment où les touristes envahissent leur Camargue.

Même si les contraintes diététiques de Jacques lui interdisent la plupart des restaurants, ils s'en sortent en louant un meublé, Josette faisant elle-même la cuisine.

Lorsqu'ils rentrent de vacances, Jacques doit passer de nouveaux examens. Mais pour la première fois, il n'est plus si inquiet, car quels que soient les résultats, ils ne l'auront pas empêché de faire la fête, de voyager, de vivre comme bon lui semble ! Or ce n'est pas un hasard, s'il affiche aujourd'hui une telle sérénité, mais c'est grâce à Josette qui lui donne sans cesse l'occasion de vivre des bons moments. Ce n'est pas non plus un hasard si Jacques vit presque comme avant : dans la maison, la maladie fait rarement partie des conversations. Et ce n'est toujours pas un hasard si Jacques se sort de son oncocytome : c'est qu'il a consulté à temps et accepté les contraintes liées à son traitement.

L'homme aux deux visages…

D'habitude, quand on se blesse contre un objet tranchant, on saigne quelques minutes, on cicatrise en quelques jours et on n'y pense même plus la semaine d'après. Mais Roland, lui, n'est pas près d'oublier. Car seize ans après une coupure de la main droite sans gravité, son histoire médicale n'est toujours pas finie!

En 1980, Roland a tout juste quarante ans et une excellente forme physique. Père de quatre enfants âgés de sept à treize ans, il fait bouillir la marmite familiale grâce à un emploi de manutentionnaire aux sources Perrier de la région. Une chance, sa femme y travaille aussi de sorte qu'ils effectuent tous leurs trajets ensemble et se retrouvent le midi à la cantine, pour déjeûner.

Ce midi-là, pourtant, Roland est introuvable, et son siège reste désespérément vide. Sa femme commence donc à manger quand un des collègues de Roland la rejoint et lui explique que son homme s'est coupé la main par inadvertance. Bien que la coupure ne soit pas profonde, son chef l'a aussitôt envoyé chez le médecin. Mais qu'elle ne s'inquiète pas, cela ne peut être grave!

Effectivement, en deux temps, trois mouvements, la plaie de Roland est désinfectée, pansée et laissée de côté.

Mais ce qui intrigue maintenant le docteur, c'est cette tension artérielle un peu haute qu'il vient de lui trouver. Or Roland n'est pas spécialement énervé par cet incident. Il n'est pas non plus hypertendu, du moins pas à sa connaissance. Consciencieux, il demande donc un bilan sanguin et urinaire de contrôle, avant de renvoyer Roland chez lui.

Le soir, lorsqu'il retrouve sa femme, Roland exhibe son bandage à la main et lui raconte les circonstances de l'incident : s'il fait consciencieusement ses soins, il ne devrait pas en avoir pour plus de huit jours. Heureusement, car il a la terrasse à finir! Mais ce que Roland oublie de dire, c'est que le médecin lui a aussi trouvé de la tension artérielle. À ses yeux, c'est si peu important. Et pourtant, s'il savait...

Moins de quarante-huit heures après cet incident, Roland apprend que son bilan de contrôle est anormal : il a trop d'urée dans les urines, et cela suffit pour l'envoyer sans tarder à l'hôpital faire d'autres analyses plus poussées. Une fois de plus, la femme de Roland se retrouve seule à la cantine. Depuis toutes ces années qu'ils travaillent ensemble, cela lui fait vraiment drôle. Il faudra bien pourtant qu'elle s'y habitue car à partir de ce moment-là, Roland ne va plus jamais travailler comme avant...

À l'hôpital de Montpellier où Roland se fait suivre, on lui découvre une maladie rénale (ou néphropathie) chronique, à l'origine de son hypertension artérielle.

Sa mère et l'un de ses frères présentant la même affection, Roland n'est pas vraiment surpris. Cependant, il n'accuse pas trop bien le coup. Ce genre de maladie, on sait toujours quand cela commence...

On sait aussi quand cela s'aggrave. Roland l'apprend à

ses dépens, le 29 décembre 1982, la veille de son anniversaire. Alors que sa famille s'apprête à lui fêter ses quarante-deux ans, il se retrouve avec un programme beaucoup moins réjouissant. Roland se sent mal, n'arrive presque plus à uriner et ne peut avaler une goutte d'eau ou manger un brin sans être pris de nausées et de vomissements.

Il est donc hospitalisé en urgence à Montpellier où le diagnostic d'insuffisance rénale aiguë est immédiatement posé : ses reins n'assument plus leur fonction, d'où son état soudain. Pour tout cadeau d'anniversaire, il se retrouve donc avec une première séance d'hémodialyse qui consiste à épurer les déchets toxiques accumulés dans le sang grâce à un appareil spécifique encore appelé rein artificiel. L'année 82 finit plutôt mal, sans parler de celle qui commence. Roland est désormais condamné à subir trois séances de dialyses hebdomadaires, comme sa mère et son frère. Il se retrouve aussi avec un régime strict à base de viandes et de légumes bouillis. Pour cet homme dynamique et bon vivant, il est bien difficile de stopper toute activité du jour au lendemain, d'abandonner ses travaux en cours, l'aménagement de son jardin et de se retrouver avec une nourriture insipide en prime.

Pourtant, Roland en prend son parti et finit par s'organiser : il n'a pas l'intention de jouer les malades toute sa vie ! Quand arrive le mois de mai, il reprend même son travail à temps complet, aux côtés de sa femme. D'un côté, il s'en félicite car il déteste l'inaction. Mais d'un autre, il doit bien avouer que ce nouveau rythme est dur à tenir : à peine rentré aux alentours de 17 heures, il doit encore préparer sa machine et subir plusieurs heures de dialyse. Cela fait de bien longues journées ! Trop longues au goût du médecin que Roland revoit en automne et qui lui propose de passer à mi-temps...

Dans le même temps, Roland est inscrit sur une liste

d'attente pour bénéficier d'une greffe de rein. Son médecin lui a expliqué qu'une fois transplanté, pour lui, tout redeviendra comme avant : plus besoin de machines et vive la liberté! Seul problème, les greffons se font rares, bien plus rares que le nombre de personnes en attente. Alors Roland patiente. Chaque fois que le téléphone sonne, il espère que la communication est pour lui, qu'on va lui annoncer que son tour est venu. Hélas, il n'y a de coups de fil que pour sa femme ou ses enfants, et 1983 se passe sans que l'hôpital ne l'appelle. En octobre 84 cependant, Roland connaît une fausse joie. Le coup de fil tant attendu arrive enfin et il part aussitôt pour Montpellier. Une fois sur place, de nouvelles analyses ont lieu : il faut être certain que le greffon est compatible avec son hôte, sous peine de rejet. Or, un jeune homme, lui aussi en attente, remplit mieux cette condition que Roland.

C'est donc lui qui sera greffé pour cette fois. Très déçu, Roland reprend le chemin de sa maison et de son appareil à dialyse. La liberté, ce n'est pas pour tout de suite. Il lui faudra peut-être encore attendre un mois, un an ou plus encore...

En fait, quatre longs mois se passent avant qu'il ne soit à nouveau convoqué. Roland n'est pas près d'oublier ce moment. C'est le 10 février 85, et il est très exactement 23 heures quand la sonnerie du téléphone retentit. À cette heure tardive du soir, il n'attend plus de nouvelles de personne et ses enfants sont tous couchés. C'est donc sûrement important. À l'autre bout de la ligne, une voix inconnue mais qui lui semble sublime lui annonce qu'un greffon l'attend à quelques kilomètres de là. Une ambulance part de suite le chercher, et moins de vingt-quatre heures après, Roland est opéré : le voici enfin avec un rein flambant neuf! Pourtant l'histoire ne s'arrête pas là...

À la mauvaise tête de l'équipe médicale, Roland comprend vite que tout ne se passe pas aussi bien que prévu. Son corps accepte mal le nouvel organe intrus. Si le rejet se précise, il en sera quitte pour retrouver ses dialyses…

De retour chez lui après un mois de mise en observation, Roland préfère se concentrer sur autre chose. Il sera toujours temps de s'alarmer quand le greffon ne remplira plus sa fonction. Pour l'instant, il a bien d'autres pensées en tête. Avec trois filles de 18, 17 et 15 ans et un garçon de 12 ans, la vie de famille ne manque pas de piment !

Ainsi, ses enfants, qui se sont mis en tête d'avoir une piscine, ne le lâchent pas une seconde ! Attentionnés, ils aident néanmoins leur père à transporter les gros cailloux du jardin pour lui faciliter la tâche, rendent de nombreux petits services annexes et évitent de causer de nouveaux soucis à leurs parents. En dehors de quelques rares disputes, le plus souvent dues au petit dernier qui pénètre dans la chambre de la troisième sans frapper, la maisonnée est donc plutôt calme.

Or de la tranquillité, Roland va en avoir besoin, tant la maladie continue de lui jouer des tours. Trois mois seulement après sa greffe de rein, il présente un abcès au niveau de sa cicatrice : un contretemps qui lui vaut de repasser sur la table d'opération en mai. En août, une douleur brutale et durable, localisée au pli de l'aine gauche, le renvoie à l'hôpital où une nécrose de la tête du fémur est diagnostiquée. Une greffe osseuse est tentée en octobre, mais sans résultat, de sorte que six mois plus tard, Roland repasse entre les mains des chirurgiens orthopédistes pour y recevoir une prothèse totale de la hanche. Entre-temps, une cataracte bilatérale débutante est diagnostiquée en décembre et février lui vaut un zona facial très douloureux ! Pour quelqu'un qui a passé ses quarante premières années en parfaite santé, on peut dire que Roland se rattrape. Lui-même avoue ne plus en voir la fin. Cependant, dès qu'il rentre chez lui, Roland assume normalement ses fonctions de père et de mari. La casquette de malade, c'est bon pour l'hôpital et l'hôpital seulement...

Les années qui suivent sont heureusement plus tranquilles. En dehors de son opération de la cataracte en octobre 87, Roland retrouve ses petites habitudes, son bricolage et sa bonne humeur. Il arrive même à reprendre son travail interrompu depuis 85. Seul le football lui est désormais interdit. Aussi, se contente-t-il d'encourager les joueurs de son ancienne équipe ou de suivre les matchs télévisés...

Dix ans ont passé depuis sa ridicule coupure à la main. Un triste anniversaire puisqu'en novembre 90, Roland connaît à nouveau des ennuis du côté de sa fonction rénale. Le greffon, objet d'un rejet chronique, n'assure plus du tout son rôle. Aussi, Roland se voit contraint de retourner à ses dialyses, à raison de trois séances hebdomadaires qui lui prennent chacune quatre bonnes heures de son temps. Malgré cette déception cuisante, il ne désespère pas de renouveler l'expérience de la greffe et plus que jamais, attend le greffon, le vrai, le bon, celui qui le délivrera enfin de la machine. D'ailleurs, quand il rencontre un autre patient en insuffisance rénale chronique, ils se racontent des histoires de greffes d'organes, des histoires qui finissent bien...

En attendant, Roland essaie de vivre du mieux qu'il peut. Certes il ne peut pas trop longtemps s'absenter ou partir loin de chez lui, mais il peut quand même entretenir son jardin, faire des petits travaux de bricolage et accompagner ses enfants sur de courts trajets. Et puisqu'il doit encore subir ses dialyses pendant un certain nombre d'années, autant s'arranger pour que la situation soit la moins pénible possible.

Aussi, en dehors de ses séances obligatoires, il ne veut surtout pas être traité en malade, encore moins confiné dans une chambre! Roland est d'un tempérament nerveux et lorsqu'il ne fait rien ou est contraint à la position allongée, il monte bien vite en température! Ce qu'il aime, c'est construire de ses mains quelque chose de beau ou quelque chose d'utile. Chez lui, il a pratiquement tout fait : sa maison, sa piscine, ses clôtures, son garage et même la niche du chien! D'ailleurs, dans son petit village de mille deux cents habitants situé entre Nîmes et Montpellier, on le dit plus volontiers maçon que manutentionnaire. Roland est tellement habile...

En février 91, alors qu'il se sent ni plus ni moins malade que d'habitude, il aperçoit du sang dans ses urines. Abonné à tout un tas de problèmes médicaux depuis quelques temps, Roland se dit qu'une fois de plus, les ennuis ne sont pas loin. Résigné, il retourne donc à l'hôpital où divers examens sont pratiqués. Or l'échographie rénale retrouve une image tumorale au niveau de son rein droit, image rapidement confirmée par le scanner. Il ne manquait plus qu'un cancer! Dans ces conditions, il ne peut éviter l'intervention chirurgicale. Mais si certains sont inquiets à la perspective d'une anesthésie, Roland, lui, n'y pense même pas. Il est vrai qu'avec cinq passages sur la table d'opération en l'espace de six ans, il a eu le temps de s'habituer à ce genre de formalité. Quant au spectre du cancer, il ne lui fait pas vraiment peur. Ce ne peut être pire que son insuffisance rénale chronique...

Le 21 juin 91, Roland ne fête pas le retour de l'été, mais subit une longue intervention où son rein droit, cancéreux et son greffon, à l'origine de son hématurie, sont tous deux retirés. Seul son rein gauche est donc laissé en place, mais cela ne change pas grand chose pour Roland. Depuis neuf ans qu'il ne fonctionne pas, il n'en attend plus rien. Par ailleurs, le médecin qui le suit pour ses dialyses lui explique que s'il avait attendu ne serait-ce que six mois de plus, son cancer aurait évolué, métastasé et lui ne serait sans doute plus de ce monde. D'ailleurs, il n'est plus question pour lui de reprendre le travail…

Depuis cette intervention, Roland attend plus impatiemment encore le jour où il pourra bénéficier d'une nouvelle greffe de rein. Hélas, lorsqu'il est à nouveau opéré, en novembre 92, ce n'est toujours pas d'un greffon, mais de ses glandes parathyroïdes. En effet, il souffre d'une hyperparathyroïdie secondaire à son insuffisance rénale chronique (affection liée à une hyperactivité des quatre petites glandes situées de part et d'autre de la thyroïde et qui sécrètent une hormone réglant les taux de phosphore et de calcium de l'organisme). À peu près dans la même période, on lui trouve un taux trop élevé de cholestérol, ainsi qu'une anémie. Enfin, en mars 93, il fait une infection pulmonaire qui lui vaut une semaine d'hospitalisation et en février 96, une prostatite aiguë (infection de la prostate) à l'origine de six autres semaines d'hospitalisation !

Mais comme à chaque retour d'un séjour hospitalier, Roland cesse de se considérer malade dès qu'il franchit le seuil de sa maison. À part sa femme qui est au courant de tout, ses enfants ne connaissent pas les détails de son histoire médicale. Malade ou pas malade, Roland est un père comme les autres…

Depuis sa prostatite, ses ennuis se sont calmés. Mais pour Roland, tout ne sera vraiment fini que le jour où on lui transplantera un greffon, un qui fonctionne ! Pour cela, il doit encore attendre quelques années. Or de la patience, il en a ! Beaucoup se seraient effondrés à sa place, devant son insuffisance rénale chronique, son cancer et autres maladies qu'il a connu. Mais lui a su chaque fois s'adapter aux nouvelles situations, ne laissant pas ses problèmes médicaux prendre le pas sur sa vie. En quelque sorte, Roland a deux vies, deux visages : celle du malade qui, malgré un lourd passé, est toujours vivant. Et celle du mari et du père de famille, qui bon gré, mal gré, a toujours assumé ses fonctions ! Et d'après lui, c'est parce qu'il a toujours fait la distinction entre les deux qu'il a su garder son optimisme...

L'avis du professeur Pierre Costa et du docteur Nicolas Mottet, service d'urologie-andrologie du centre hospitalo-universitaire de Nîmes

Le cancer du rein n'est pas très fréquent. Chaque année en France, on recense environ seize nouveaux cas pour 100 000 hommes et dix nouveaux cas pour 100 000 femmes.

Les facteurs de risque ne sont pas bien connus. La prise de très grandes quantités de phénacétine (un médicament antalgique) a été accusée, cependant, aucune preuve formelle n'a pu être apportée. De même, le tabagisme n'a jamais été un facteur de risque reconnu. Par ailleurs, il semble que les insuffisants rénaux dialysés, comme c'est le cas de Roland, fassent un peu plus de cancer du rein que les autres : chez ces patients, une surveillance échographique régulière s'impose. Dans un tout petit nombre de cas, enfin, les tumeurs rénales seraient associées à des anomalies génétiques familiales transmissibles, mais il s'agit là de formes très rares...

Les signes d'appel de la maladie sont nombreux : présence de sang dans les urines, douleur lombaire, hypertension artérielle, etc. Parfois, c'est un bilan sanguin demandé pour un tout autre motif qui donne l'alerte en retrouvant une anémie, une hypercalcémie, une vitesse de sédimentation élevée, etc. et conduit à demander d'autres examens.

Ou encore, une échographie abdominale, aussi effectuée pour une autre raison, qui découvre fortuitement une ou plusieurs tumeurs de tailles variables sur l'un ou l'autre rein : c'est le mode de révélation le plus fréquent des cancers du rein.

La prise en charge du cancer du rein, même très évolué, est presque exclusivement chirurgicale. Elle repose habituellement sur la néphrectomie totale élargie (ablation de la totalité du rein et de sa loge). Quant à la glande surrénale située au sommet du rein, elle n'est conservée qu'à certaines conditions : elle doit être normale au scanner et la tumeur rénale, petite, non située au pôle supérieur, sans quoi la surrénale est retirée en même temps que le rein.

Lorsque la tumeur rénale est diagnostiquée à un stade très précoce et est de petite taille, la chirurgie partielle (le rein n'est pas retiré dans sa totalité) est en cours d'évaluation.

À l'opposé, les tumeurs très évoluées, avec des métastases ganglionnaires ou viscérales, posent un réel problème car elles résistent à la chimiothérapie et à la radiothérapie. Seule l'immunothérapie visant à renforcer les moyens de défense de l'organisme permet d'obtenir des résultats intéressants, mais encore très insuffisants. En effet, les taux de réponses complètes obtenus chez des patients métastatiques par la meilleure immunothérapie actuellement disponible est inférieure à 10 %.

Autrement dit, 90 % des patients traités par immunothérapie n'y trouvent aucun bénéfice. Or ce traitement est relativement toxique et son taux de réponse, faible. Dans un proche avenir cependant, les médecins devraient être capables de prédire quels seront les patients susceptibles de répondre à ce type de traitement.

Autre progrès encore attendu, mais dans un avenir beaucoup plus lointain : la vaccination antitumorale. Son objectif est d'apprendre aux cellules chargées de la défense de l'organisme à reconnaître les cellules cancéreuses pour mieux les rejeter ensuite.

Quant à la greffe de rein, elle peut être proposée aux patients encore jeunes, ayant perdu leurs deux reins et ayant un cancer contrôlé (sans aucune progression ni récidive) depuis plus de cinq ans : mais il s'agit de situations tout à fait exceptionnelles…

Bien que l'immunothérapie et la vaccination antitumorale n'en soient qu'à leurs balbutiements, le pronostic du cancer du rein s'est significativement amélioré ces dernières années. La raison de cette amélioration ? Principalement le diagnostic de plus en plus précoce de cette affection, avant le stade de métastases…

Toute la vie devant soi…

Pour éviter d'être déçue, Lise ne compte que sur elle et se fixe toujours des objectifs accessibles. La célébrité, la richesse et le pouvoir, elle n'y pense même pas ! Son but dans la vie, c'est trouver un travail d'intérêt général, si possible en plein air. C'est aussi fonder une famille pendant qu'elle est encore jeune. C'est avoir un groupes d'amis avec qui partager les bons moments. C'est enfin acheter une maison avec un grand, un immense terrain où elle pourra élever plein d'animaux. Née dans une petite ville de l'Ain, Lise préfère la campagne à la ville et les relations simples aux liaisons superficielles…

Or tour à tour, chacun de ses vœux se réalisent. Alors qu'elle vient d'avoir vingt ans, Lise se trouve un poste dans les travaux publics. Non dans un quelconque service administratif où elle serait enfermée du matin jusqu'au soir, mais plutôt sur le terrain où elle suit des chantiers routiers et des travaux d'assainissement. Là, elle rencontre un chouette garçon, se marie et a une petite fille à l'âge de vingt-trois ans. Avec leurs deux salaires, le couple ne manque de rien et arrive même à faire des économies en vue d'acheter une maison de campagne.

Dans l'Ain, ce ne sont ni les fermes, ni les terrains qui manquent. Aussi, lorsqu'ils ont un peu de temps, Lise, son mari et leur fille partent se promener loin des villes, inspectant les maisons plus qu'ils ne regardent le paysage. Tantôt ils craquent pour une bâtisse recouverte de lierre, tantôt pour un pavillon plus moderne à étages. Et même s'ils n'ont pas encore assez d'argent pour se lancer dans cet investissement, l'important, c'est d'y croire...

En attendant, ils multiplient les sorties avec leurs collègues de travail. Presque tous mariés avec des enfants du même âge, ils se retrouvent le samedi soir sur les pistes de danse, le dimanche midi chez les uns ou les autres et les vacances d'hiver, sur les pistes de ski. Leur vie n'est peut-être pas riche en évènements fantastiques, mais elle vaut la peine d'être vécue!

Un jour qu'elle se pomponne avant de rejoindre tout son petit monde, Lise ressent une petite boule en haut de son sein droit. Étonnée, elle reste quelques minutes devant sa glace à rechercher une autre anomalie. Mais le miroir lui renvoie l'image souriante d'une jeune femme au torse nu. Sortant de sa rêverie, Lise enfile rapidement quelques bijoux et une robe d'été. On est en août 1973, et les appels de ses amis et du bal musette se font de plus en plus pressants. Puisque ce soir elle ne peut rien faire, autant ne plus y penser. Mais promis, elle s'en occupera dès demain!

Or pour une fois qu'elle va chez son médecin de famille, voilà qu'il est absent pour cause de congés annuels!

Souhaitant rapidement un avis médical, Lise rencontre donc son remplaçant qui lui fait très mauvaise impression. Trop péremptoire, le jeune homme cherche visiblement à l'impressionner. Au bout de quelques minutes d'un examen superficiel, il lui explique qu'il n'y a pas lieu de poursuivre les investigations : d'après lui, cette petite masse dans le sein vient du fait qu'elle n'a pas allaité son enfant. Mais que son accouchement remonte à plus de quatre ans, ça lui est bien égal ! Heureusement, Lise ne s'en laisse pas conter. Férue de lecture scientifique, elle sait bien qu'une boule dans le sein vaut toujours la peine d'être examinée de près. Aussi, suivant son instinct, elle revoit son généraliste en septembre, dès son retour de vacances. Or lui non plus n'aime pas cette histoire de nodule, et tous deux tombent d'accord pour le faire retirer. L'intervention chirurgicale, minime, a lieu début octobre dans une clinique locale, et le nodule prélevé part aussitôt à Lyon, pour analyse. L'affaire semble réglée !

D'ailleurs, avant la fin de la semaine, Lise est autorisée à rentrer chez elle. Mais pendant qu'elle remplit ses papiers de sortie, son mari est discrètement convoqué dans le bureau du chirurgien, sans qu'on l'en avertisse. Or Lise s'en aperçoit ! Devinant que son histoire de nodule est sans doute plus sérieuse que prévue, elle demande aussi à rencontrer le médecin : elle veut connaître la vérité, être impliquée dans le traitement de sa tumeur. Après tout, c'est de sa vie qu'il s'agit et comme toujours, Lise veut rester maître de son destin…

Vingt-sept ans, c'est trop jeune pour mourir. Elle n'a même pas encore atteint tous les objectifs qu'elle s'était fixée ! Aussi, avec sa bonne volonté, son zeste de courage et sa pincée d'obstination habituelle, Lise accepte de rencontrer le spécialiste de Lyon que lui conseille son chirurgien. Au vu des résultats de ses analyses, il lui prescrit vingt-six séances de radiothérapie, à raison de quatre ou cinq séances hebdomadaires. Durant octobre et novembre 73, Lise multiplie donc les allers-retours vers la troisième ville de France, partant vers midi et revenant sur les coups de 18 heures. Bien que fatigante, cette solution lui convient mieux que six semaines d'hospitalisation, loin de sa fille, de son mari et de sa jolie campagne. Au moins, lorsqu'elle rentre au domicile, plus rien ne lui rappelle l'hôpital. Son mari préfère ne pas trop parler de sa maladie, et sa fille est trop jeune pour tout bien comprendre. Ce qu'elle retient, c'est qu'elle n'aura pas de petit frère ou de petite sœur car ce n'est pas recommandé pour la santé de sa maman. Mais à vrai dire, ni elle, ni ses parents ne s'en plaignent vraiment. À trois, ils ont déjà tant à faire…

Son cancer ayant été pris à son tout début, Lise sait qu'elle a toutes les chances d'en réchapper, d'ailleurs, son chirurgien le lui confirme. Elle ne peut que se féliciter d'avoir réagi aussi vite. Attendre n'aurait fait qu'aggraver la situation et aujourd'hui, ce n'est pas toute la vie que Lise aurait devant elle, mais seulement quelques semaines de sursis. Dire que Noël 73 aurait pu être si triste…

En janvier 74, Lise reprend son travail après quatre mois d'arrêt. Retrouver ses bons vieux chantiers, revoir ses collègues et amis, sortir à nouveau tous ensemble, cela fait du bien au moral ! Cela lui permet aussi d'oublier que depuis les séances de rayons, son sein droit est devenu hypersensible et que son épaule la fait aussi souffrir de temps en temps. Mais il en faudrait plus pour entamer la détermination d'une jeune femme aussi solide. Douleur ou pas douleur, elle continue de sortir et de danser comme au bon vieux temps. Elle participe même à des matchs de volley amicaux. Lise se lance enfin dans la couture : vêtements, rideaux, nappes et coussins naissent ainsi de ses mains habiles. Tout est rentré dans l'ordre…

Tandis que les mois et les années s'écoulent paisiblement, leur projet de racheter une vieille ferme se concrétise. Ainsi, en 1977, Lise et son mari ont réuni assez d'économie pour s'offrir la maison de leur rêve. Il s'agit d'une vieille ferme familiale que possédaient déjà les arrière-grands-parents de Lise. C'est d'ailleurs ici qu'elle a passé son enfance. Or depuis la mort de son père en 75, sa mère ne peut plus faire face aux travaux de rénovation constants qu'exige un tel domaine. Elle arrive encore moins à entretenir les quelques dizaines d'hectares de prairies qui entourent la demeure. Elle se propose donc de leur vendre l'ensemble à un prix aussi raisonnable que possible, se réservant juste un appartement à l'étage. Pour Lise, son mari et leur fille, c'est le début d'une nouvelle vie !

Désormais les sorties du dimanche sont remplacées par des travaux manuels ! Dès son emménagement, le jeune couple met la main à la pâte : peinture, papiers peints et jardinage pour Lise ; électricité, plomberie et pose du carrelage pour son mari. Mais depuis le temps qu'ils rêvaient de leur ferme, jamais ce travail ne leur semble fastidieux et même s'ils sortent un peu moins qu'avant, ils sont toujours aussi épanouis. Ils ont encore toute la vie pour sortir entre amis !

Après quelques années de travaux, la ferme retrouve une fière allure. Le lierre a envahi les murets extérieurs, et des fleurs s'épanouissent à toutes les fenêtres. Un chien et un chat ont même rejoint le couple. Pour Lise, plantes et animaux ont toujours été une passion. Dans la maison, ce n'est pas la place qui manque, et leur fille, devenue très indépendante, possède ses propres quartiers. Ayant un peu plus de temps libre maintenant que les gros travaux sont achevés, Lise participe activement au lancement d'une radio locale, en 1985. Une à deux fois par semaine, elle abandonne mari et fille à leurs occupations et court animer une émission consacrée à la sauvegarde du patrimoine. Gérer la radio, dialoguer avec les auditeurs, passer des musiques entraînantes sur les ondes, tout cela, Lise adore. Elle a toute la vie devant elle pour se perfectionner en tant qu'animatrice !

Mais la vie a son lot de bonnes et de mauvaises surprises. En 1989, la mère et la belle-mère de Lise décèdent toutes deux à quelques semaines d'intervalle, et leur fille part à Lyon afin de poursuivre ses études.

Peu à peu, la grande maison fait le vide autour d'elle. Aussi, lorsqu'un an plus tard, son mari meurt prématurément d'un cancer du poumon diagnostiqué trop tardivement, Lise se retrouve très seule. Son chien, son chat et les agneaux qu'elle élève depuis quelques temps lui occupent heureusement l'esprit quand elle rentre du travail. Avec eux, la maison est moins triste. De même, quand vient l'été, elle accueille d'autres membres de sa famille, et la fermette se remplit à nouveau de pas, de rires et de chuchotements. Mais aussi sympathiques soient-ils, ces invités de passage ne remplacent pas un mari et pour Lise, cette période est assez difficile. Même ses rapports avec sa fille ne sont pas au beau fixe…

Pourtant, le pire est encore à venir. Alors qu'elle voit son généraliste en août 92 pour un problème de fibrome, il lui découvre, en l'examinant, une boule au sein droit. Deux mois auparavant, tout était encore normal. La mammographie aussitôt demandée, confirme la présence d'un nodule de deux-trois centimètres de diamètre environ, un nodule qu'il convient d'explorer au plus vite. Parallèlement, une échographie pelvienne montre un utérus très fibromateux et un kyste à l'ovaire gauche qui, s'ils ne sont pas suspects, sont quand même responsables de troubles gynécologiques dont Lise voudrait bien se passer. Dix-neuf ans après son histoire de cancer, le spectre de la maladie surgit donc une fois de plus dans sa vie. Heureusement, son généraliste est là pour lui redonner confiance et lui offrir son soutien.

Même s'il ne lui cache pas sa crainte d'une récidive cancéreuse au niveau du sein, il sait aussi trouver les mots qui rendent les maux moins grands…

Sa fille habitant Lyon depuis quelques années, c'est là que Lise décide de se faire à nouveau opérer. Comme elle s'y attendait, le nodule que trouve le chirurgien est suspect ,et le sein n'est donc pas conservé. Les ganglions axillaires situés du même côté sont aussi retirés. Enfin, utérus et ovaires sont enlevés dans le même temps opératoire, débarrassant Lise de son fibrome et de son kyste.

L'ablation d'un sein est une opération traumatisante pour une femme, même pour une battante comme Lise. Mais l'analyse de la tumeur a confirmé l'existence d'un cancer infiltrant : il n'y avait donc pas d'autre solution, et Lise se dit que finalement, la vie vaut bien un sein et peut-être plus encore. Depuis le curage de ses ganglions axillaires, son bras droit est gonflé, parfois douloureux, avec une mobilité limitée. Les séances de drainage lymphatique la soulagent quelque peu, mais le résultat est loin d'être parfait. Pourtant, Lise ne voit pas tout en noir : depuis que sa fille unique sait qu'elle a un nouveau cancer, elle ne cesse de se rapprocher d'elle. Pour Lise, c'est presque inespéré...

Cependant, l'opération ne marque pas la fin de son traitement. Lise doit encore subir six séances de chimiothérapie entre octobre 92 et mars 93. Elle doit aussi poursuivre un traitement hormonal adjuvant pendant plusieurs années.

C'est le prix à payer pour espérer vivre encore très longtemps. En revanche, Lise refuse catégoriquement de passer une nouvelle fois sur la table d'opération pour bénéficier d'une reconstruction mammaire. Certes, la poitrine, c'est important pour une femme. Mais une prothèse amovible fait aussi bien son affaire : elle lui permet notamment de sortir sans que personne ne remarque rien et comme aucun homme ne partage son intimité depuis la mort de son mari, elle se contente de cette solution intermédiaire.

Pendant tout le temps que dure la chimiothérapie, Lise

se voit mal rester seule dans sa grande maison : elle est bien trop fatiguée pour s'occuper d'elle et de ses animaux. Une de ses cousines, ancienne infirmière, l'accueille donc à son domicile à quelques kilomètres de là, tandis que ses voisins se chargent de nourrir les bêtes. Grâce au moral d'acier de sa cousine, Lise retrouve vite le sien et entre deux chimiothérapies, passe voir ses collègues de travail pour garder le contact. Elle profite aussi de son temps libre pour se lancer dans la généalogie qui l'a toujours captivée. Jusqu'ici, faute de temps, elle n'avait pu explorer les registres paroissiaux des mairies avoisinantes. Lise continue aussi ses émissions de radio : le contact avec les auditeurs lui fait le plus grand bien. Et quand arrive le printemps, elle peut enfin rentrer chez elle, retrouvant chien et chat, fort heureux de la revoir...

Comme Lise se plaît aujourd'hui à le dire, un cancer et une récidive, ça vous change la vie!

Elle, en tout cas, a complètement modifié sa philosophie et ne s'arrête plus aux futilités, aux petits tracas de la vie quotidienne. De plus, toutes les occasions sont bonnes pour se faire plaisir et profiter de la vie! Avant fin 93, Lise s'offre un superbe voyage en Chine, prenant même l'avion pour la première fois. Photographe amateur, elle mitraille ce pays de quelque six cents prises de vue. Cette expérience lui plaît tellement que Lise qui ne sortait pas de son département natal, se met à visiter l'Europe ou des contrées plus lointaines encore, comme la Guadeloupe. Chacun de ses voyages lui donne une occasion de faire de nouvelles connaissances. Mais, dommage, ces relations prennent souvent fin avec le retour des vacances. Par ailleurs, Lise renoue avec sa vieille passion de la danse, multipliant les sorties avec une autre amie célibataire. Parfois, la solitude lui pèse, mais il n'est pas facile de rencontrer quelqu'un. D'ailleurs, Lise ne sait pas si elle en aurait vraiment envie :

son mari est encore si présent. Quand il lui manque trop, elle écoute de la musique classique, celle qu'il lui a appris à apprécier il y a déjà plus de vingt ans…

Quant à son cancer, elle veut y penser le moins souvent possible. Ce n'est qu'au moment de ses visites de contrôle, qu'elle ressent un petit pincement au cœur. Mais très vite, la raison l'emporte. Elle se dit que la route est bien plus meurtrière que le cancer du sein. Pourtant, cela ne l'empêche pas de prendre sa voiture aussi souvent que nécessaire, d'aller où bon lui semble…

En cas d'accident de la circulation, Lise sait ce qu'elle doit faire : ne pas attendre que cela se passe mais prévenir les autres usagers de la route afin que l'accident ne tourne pas au carambolage. Alerter les secours organisés et secourir les personnes en danger. Avec le cancer qui n'est autre qu'un accident de parcours, le principe est le même : il ne faut pas non plus attendre passivement dans son coin et s'isoler, mais prévenir son médecin au plus vite, avant que la lésion ne prenne de trop grandes proportions. Organiser sa prise en charge à l'aide des services compétents. Et suivre son traitement le mieux possible pour se sortir du danger.

Parce qu'elle a su trouver le soutien nécessaire auprès de son médecin traitant, forcer son destin en consultant dans les temps et accepter les contraintes de son traitement, Lise a survécu à son cancer et a aujourd'hui toute la vie devant elle. Parce qu'elle ne s'est pas isolée, pas renfermée sur elle-même et jamais découragée, Lise s'est aussi construite une vie faite de joies, de plaisirs et de bonheurs petits ou grands. Tout comme après un accident, la façon dont on réagit face à une lésion suspecte ou à l'annonce d'un cancer est essentielle : c'est le reste de sa vie qui en dépend…

Les apparences sont parfois trompeuses...

Curieuse femme que Marie-Jeanne ! Discrète, vivant avec une mère possessive et âgée, elle passe pour une petite dame sans histoire. Et pourtant ! Sa vie n'est pas aussi calme qu'elle veut bien le laisser croire. Mais qui pourrait se douter que derrière cette tranquille quinquagénaire toujours accompagnée de son fidèle petit chien, se cache une femme tumultueuse et passionnée ? Certainement pas les voisins de Marie-Jeanne qui ne connaissent rien de sa vie intime. Encore moins ses collègues de bureau qui voient en elle une personne serviable et effacée. C'est qu'elle est bien gentille, Marie-Jeanne ! Toujours prête à rendre service, à dépanner celle qui arrive en retard ou croule sous la paperasserie. Et comme elle n'a pas d'enfants, elle laisse toujours les vacances scolaires aux copines et rien que pour ça, elles lui en sont reconnaissantes. D'ailleurs, cette année, elles ont tenu à lui faire un petit cadeau à l'occasion des fêtes de Noël, en hommage aux services qu'elle leur rend. Quelle a été sa surprise en découvrant le paquet sur sa chaise ! Elle, toujours si réservée et si timide, a bu plusieurs coupes de champagne en cette occasion et s'est même mise à chanter de sa voix douce et enfantine !

Mis à part ce jour de fête un peu particulier, l'ambiance n'est pas toujours au beau fixe dans son bureau et Marie-Jeanne ne s'y plaît pas, malgré plusieurs années de bons et loyaux services. Ce qui l'ennuie le plus, ce n'est pas son travail de secrétariat, il en vaut bien un autre. C'est plutôt le jeune âge et le niveau d'études de ses collègues : d'une vingtaine d'années de moins qu'elle, plus ou moins bardées de diplômes, elles lui rappellent sans le vouloir qu'elle vient de passer le cap du demi-siècle et n'a jamais eu beaucoup d'instruction. Petite, elle n'avait pas onze ans à l'annonce de la Seconde Guerre mondiale, alors l'école, elle n'y a pas été longtemps...

Aujourd'hui, pour rattrapper le temps perdu, Marie-Jeanne s'intéresse à tout ce qui touche la nature et la géologie. Elle lit aussi beaucoup, environ quatre biographies ou romans historiques par mois. Passionnée par le monde de l'Antiquité, elle rêve souvent d'exploits et de chevauchées fantastiques où elle serait l'héroïne de l'action. Mais qui pourrait imaginer en voyant cette petite femme tirée à quatre épingles et tout de bleu vêtue, qu'elle vient de vivre la plus incroyable aventure imaginaire ?

En février 79, en faisant sa toilette, notre aventurière sent une petite boule dans le sein gauche. Inquiète, elle prend rapidement rendez-vous chez son médecin traitant. En voilà au moins un qui la connaît mieux que ses voisins ou collègues ! Depuis le temps qu'il la suit avec sa mère, Marie-Jeanne n'a plus de secrets pour lui.

Entre eux, c'est une vieille histoire de confiance ! Il ne cherche donc pas à la rassurer faussement, mais lui confirme que son nodule mérite d'être examiné : l'hypothèse d'un cancer ne peut être écartée. Cette masse est même d'autant plus suspecte qu'elle s'accompagne d'un gros ganglion axillaire gauche…

Ayant entendu parler d'un important centre de sénologie aux Hospices civils de Strasbourg, à une heure de train de sa petite ville alsacienne, Marie-Jeanne demande à y passer ses examens. Un rendez-vous est obtenu en mars, et Marie-Jeanne, qui n'en a soufflé mot à ses collègues, prend un jour de congé pour s'y rendre. Partie de bonne heure par le premier train, elle serre bien fort son petit sac en cuir contre elle. Un peu stressée à l'idée de se rendre dans un service et une ville inconnus, elle n'arrive guère à se concentrer sur sa lecture. Elle regarde donc défiler la campagne à plus de cent kilomètres à l'heure, un paysage qu'elle aura maintes fois l'occasion de revoir…

Une fois dans l'hôpital, Marie-Jeanne essaie de se détendre : quoi qu'elle fasse, le sort en est maintenant jeté, et la balle est dans le camp des soignants. Fait rassurant, le personnel est charmant et les femmes qui attendent leur tour à ses côtés n'ont pas l'air de mourantes. Certaines d'entre elles, même, plaisantent ! Dès son premier rendez-vous, Marie-Jeanne est reçue par le chef du service, un professeur d'aspect jovial et en tout cas fort accueillant.

Il lui fait d'emblée passer une thermographie, examen radiographique alors très à la mode (les mammographies, beaucoup plus performantes, l'ont depuis supplantée). Cet examen consistait à enregistrer le rayonnement thermique émis au niveau du sein grâce à un détecteur à rayons infrarouges, l'image de la surface explorée étant ensuite photographiée. Or, les clichés de Marie-Jeanne montrent un foyer hyperthermique intense au niveau de sa tuméfaction, ce qui est considéré comme hautement suspect. Quant à l'échographie réalisée le même jour, elle met en évidence une image arrondie d'environ 2,5 centimètres de diamètre : ses contours étant irréguliers, elle est aussi jugée douteuse.

Un examen cytologique, qui consiste à prélever des cellules du nodule pour analyse au microscope, est donc effectué dans la foulée. Mais déjà, Marie-Jeanne a compris qu'elle a très probablement un cancer du sein. D'ailleurs, le professeur qu'elle rencontre ne cherche pas à la démentir. Au contraire, il lui donne un deuxième rendez-vous pour faire le point avec elle des différents résultats retrouvés et, si besoin, compléter les examens par un bilan d'extension à la recherche d'une éventuelle métastase osseuse, pulmonaire ou hépatique. Une décision thérapeutique sera alors prise…

Lorsqu'elle revient par le train de Strasbourg, Marie-Jeanne se laisse aller à ses pensées : autrefois, son père est décédé d'un cancer, mais la médecine en était alors à ses balbutiements, tant pour le dépistage que pour la prise en charge de ce type d'affections.

En vingt ans, la cancérologie a eu le temps d'évoluer, et Marie-Jeanne lui fait plutôt confiance. En fait, elle accepte la nouvelle mieux qu'elle ne l'aurait cru. Après tout, ce n'est qu'un incident de parcours, mais la vie continue. Elle doit continuer ! Aussi, lorsque le train entre en gare dans sa petite ville d'Alsace, Marie-Jeanne a retrouvé son calme et est de nouveau égale à elle-même. Sur son visage, rien ne trahit la méchante réalité. Et le lendemain, lorsqu'elle retrouve ses collègues, elle se montre aussi gentille et serviable qu'à l'accoutumée : personne ne soupçonne donc la vérité…

En attendant son prochain rendez-vous fixé dans moins d'un mois, elle mène un train de vie habituel : lever à 7 heures, promenade du toutou, petit déjeuner avec sa mère qu'elle aide à se préparer, départ au travail sur les coups de 8 heures 30, travaux de secrétariat au bureau tout juste interrompus par un rapide déjeuner avec sa mère, sortie du bureau à 16 heures 5 minutes très exactement et retour au domicile vers 18 heures, sa mère et son chien l'attendant impatiemment. Ce que fait Marie-Jeanne entre 4 et 6 heures de l'après-midi, c'est son jardin secret et le mystère est bien gardé. À son allure pimpante et son parfum pulpeux, on peut seulement deviner qu'elle voit quelqu'un. Un homme, très exactement...

Lorsqu'elle retourne à Strasbourg pour y subir un bilan plus complet, Marie-Jeanne est à peu près sereine. La mort, l'échec, elle n'y pense pas encore. Elle profite même d'être en avance sur son rendez-vous pour visiter cette jolie ville qu'elle connaît mal.

Puis à l'hôpital, tout s'enchaîne très vite. On commence par lui confirmer la présence de cellules cancéreuses sur la biopsie pratiquée lors du précédent rendez-vous. On continue ensuite avec un bilan loco-régional, à la recherche d'une métastase. Heureusement, ce dernier est négatif : le cancer de Marie-Jeanne est donc récent et pris à un stade où les chances de succès sont bonnes. On lui propose enfin de suivre une radiothérapie à raison d'une séance quotidienne pendant trois semaines. Étant donné qu'elle habite un peu loin, elle sera hospitalisée sur place. Ce qui l'inquiète surtout, c'est de laisser sa vieille mère sans personne pour veiller sur elle. Bien sûr en cas d'incident, elle sait qu'elle peut compter sur leur médecin de famille, même à 2 heures du matin. Mais on ne sait jamais... Depuis la mort de son père en 1958, Marie-Jeanne a recueilli sa mère sous son toit. Fille unique, elle s'en serait voulue de l'abandonner à une institution. Hélas, sa mère est vraiment très possessive et lui mène parfois une vie impossible !

Les séances de rayons ayant lieu le matin, Marie-Jeanne a pas mal de temps devant elle. Aussi l'après-midi, encouragée par un chef de service décidément peu ordinaire, elle part visiter Strasbourg qu'elle apprécie chaque jour davantage. Loin de ses collègues égoïstes, elle apprécie de flâner dans les rues et les musées de la ville, sans autre but ni objectif que de passer le temps. Sur les coups de 16 heures, elle pénètre dans l'antre d'un petit salon de thé et s'offre une pâtisserie raffinée et un chocolat chaud.

Là, Marie-Jeanne se laisse bercer au son des petites cuillères et des tasses de thé jusqu'à ce que les cloches de la cathédrale la tirent de sa torpeur, comme pour lui annoncer la visite imminente d'un homme très important. Son homme, celui qui fait de sa vie un si joli roman ! Elle le fréquente depuis les années soixante, mais personne, hormis sa mère, n'en connaît l'existence. Autour de lui, le mystère est total…

Après sa radiothérapie, Marie-Jeanne revient encore une fois par trimestre à Strasbourg pour des visites de contrôle. Son nodule a bien régressé mais il n'a pas complètement disparu, planant telle une ombre maléfique au-dessus de sa proie. C'est donc l'occasion, pour Marie-Jeanne, de revoir une fois de plus son médecin de famille. La tumeur peut mettre un peu de temps à disparaître après les rayons. En attendant, elle doit rester vigilante.

Toujours présente sur les images radiographiques un an après les dernières séances de rayons, il est finalement décidé de pratiquer une biopsie à la recherche de cellules cancéreuses persistantes. De nouveau hospitalisée à Strasbourg en septembre 80, Marie-Jeanne est prévenue que si le prélèvement analysé sur le champ s'avère positif, un geste chirurgical sera réalisé dans le même temps opératoire. Mais un geste, c'est bien vague… Ce n'est qu'à son réveil qu'elle s'aperçoit qu'on lui a retiré le sein gauche et les ganglions axillaires du même côté. Sur le moment, sa déception est grande, considérable même.

Ce sein en moins, c'est un peu de sa féminité qui s'en est allée. Pourtant, il en va de sa sécurité : si le chirurgien n'avait rien fait, son cancer aurait fini par métastaser et

Marie-Jeanne aurait couru un risque important inutile. Ce sein en moins, c'est donc aussi le prix à payer pour rester en vie, pour pouvoir s'occuper encore longtemps de sa mère et surtout revoir l'homme qu'elle aime.

D'ailleurs, lorsqu'il lui rend visite, son ami a vite fait de rassurer Marie-Jeanne : avec un sein ou deux, elle reste toujours la même, c'est la femme qu'il aime ! Il ne discute pas non plus son choix de refuser l'implantation d'une prothèse. L'important, c'est qu'elle soit en vie et rien d'autre : cette simple phrase qu'il lui répète plusieurs fois par jour fait le plus grand bien à Marie-Jeanne. Devant un témoignage d'affection aussi tendre, elle retrouve très vite le moral qu'elle avait perdu.

De retour chez elle, elle reprend aussi ses bonnes vieilles habitudes. Pour ses voisins, elle est toujours égale à elle-même. À ses collègues qui n'ont pu que remarquer son absence, elle se contente de dire qu'elle sort d'une maladie grave, sans préciser laquelle. Elle se met aussi à faire du bénévolat dans un centre de transfusion sanguine et passe beaucoup de temps dans son petit jardin où elle cultive des roses avec amour. Les fleurs, la nature ont toujours fait partie de sa vie : en récompense de ses soins multiples, elles offrent à Marie-Jeanne le plus doux des parfums.

Enfin, sur les conseils de son sénologue, elle pratique régulièrement la gymnastique et la natation afin d'éviter l'apparition d'un œdème du bras gauche, complication toujours possible de son curage axillaire. En dehors de ces nouvelles activités, tout est redevenu comme avant…

À partir de 1981, Marie-Jeanne ne retourne plus qu'une fois par an à Strasbourg, pour une visite de contrôle. Dans le train qui la ramène sur les lieux de sa mastectomie, elle s'adonne à quelques-uns de ses loisirs : broderie, tricot ou crochet lui occupent les mains mais laissent libre cours à son esprit vagabond. Aucune nouvelle anomalie n'étant retrouvée, Marie-Jeanne finit par ne plus du tout s'inquiéter, le risque de récidive diminuant au fur et à mesure que le temps passe.

Tandis que Marie-Jeanne se refait une santé, son petit chien, un ratier noir et blanc, meurt subitement. Triste, elle décide alors d'adopter un petit caniche qui vivra quatorze ans auprès d'elle. Quatorze années sans aucun problème de santé… Du moins, pour Marie-Jeanne, car c'est maintenant au tour de son proche entourage de connaître des soucis importants.

En 1985, sa mère se casse le col du fémur. Ce ne serait pas très grave si elle habitait une maison au rez du jardin et si Marie-Jeanne pouvait être présente jour et nuit à ses côtés. Mais ce n'est pas le cas : leur demeure comporte plusieurs étages, et Marie-Jeanne doit encore se rendre tous les jours au travail.

Rester seule au domicile devient alors une mission impossible pour la vieille dame. Aussi, Marie-Jeanne n'a d'autre solution que de placer sa mère en maison de retraite. Bien qu'elle lui rende visite tous les jours, elle culpabilise énormément. D'ailleurs, la maison est vide sans elle, d'autant plus vide que que son ami n'est présent qu'à certaines heures précises de la journée…

Quelques années plus tard, Marie-Jeanne est mise à la retraite : pour elle, c'est une nouvelle vie qui commence. Contrairement à ceux qui appréhendent ce passage, elle ne peut que s'en réjouir et ne veut surtout pas faire une seule heure de plus ! Dans son bureau, elle n'était ni à sa place, ni à son aise. Et maintenant qu'elle a beaucoup de temps libre, elle voit plus souvent son ami, peut faire de plus grandes balades à ses côtés : la campagne, la forêt et même la montagne sont à leurs pieds, et Marie-Jeanne a bien l'intention d'en profiter…

Quelques années plus tard cependant, son ami tombe malade, mettant un terme à leurs escapades. On lui diagnostique une grave maladie cardiaque pour laquelle il subit plusieurs interventions chirurgicales à quelques mois d'intervalle. Pendant tout ce temps, Marie-Jeanne qui est croyante mais peu pratiquante, prie beaucoup pour lui, afin qu'il retrouve sa santé. De son côté, lui, apprécie. Et bien qu'il soit hospitalisé à Strasbourg, elle va le voir tous les deux jours, alternant ses visites avec celles de sa mère.

Puis, lorsqu'il part en maison de repos dans une autre ville d'Alsace, à cinquante kilomètres de chez Marie-Jeanne, ses visites se font plus fréquentes encore : une ou même deux fois par jour! C'est maintenant qu'il a besoin d'elle. Aussi, comme il l'a fait pour Marie-Jeanne dans le passé, elle veut lui témoigner toute son affection et lui prouver qu'elle l'aime toujours autant, même s'il est physiquement diminué. L'important, c'est qu'il soit vivant...

Finalement, pour une petite dame réputée tranquille, Marie-Jeanne fait bien des kilomètres! Pourtant, elle arrive encore à trouver un peu de temps pour faire du bénévolat à la bibliothèque municipale, notamment le matin, quand sa mère et son ami sont en soins et qu'elle ne peut leur rendre visite. Mais elle ne peut être par monts et par vaux et continuer de faire face aux travaux d'entretien de la maison et du jardin. Aussi, en 1994, elle se sépare de son pavillon. Non sans mal, car c'est trente ans de sa vie qu'elle laisse ainsi partir! En emménageant dans son nouvel appartement, Marie-Jeanne a plutôt le cœur gros. Son ami est toujours en convalescence et avant qu'il puisse à nouveau courir les champs, elle devra encore patienter un an...

Mais en dépit de sa fragilité apparente, Marie-Jeanne traverse toutes ces épreuves sans trop de mal. Quand son moral est en baisse, elle se confie au médecin de famille.

Quand elle est seule le soir entre ses quatre murs, elle bavarde avec son caniche. Quand enfin elle s'inquiète pour sa mère ou son ami, elle se soulage dans la prière.

Timide, réservée, parfois même complexée avec les autres, Marie-Jeanne n'a rien d'une battante, d'une fonçeuse, encore moins d'une meneuse de troupe. Pourtant, elle s'est sortie de sa maladie et a aidé son ami à franchir le cap de la mort. Décidément, les apparences sont parfois bien trompeuses…

Encore tant de choses à faire…

Dans un journal médical spécialisé paru en mai 87, on peut lire la petite annonce suivante : « Médecin généraliste femme cède clientèle fidèle, 15 ans d'activité, zone rurale, Savoie. Excellentes perspectives d'avenir. Conditions exceptionnelles vu l'urgence ».

Mais qu'est-ce qui peut donc pousser cette femme médecin à vendre un cabinet médical prospère dans de telles dispositions ? Certainement pas une retraite anticipée, elle n'a pas cinquante ans. Pas même un dégoût général, elle adore son métier. Un ennui familial, alors ? Non plus. Pour le savoir, il faut revenir quinze ans en arrière, au tout début de sa carrière…

On est alors au début des années 70, et Martine s'installe comme médecin de campagne dans un petit village savoyard proche de la Suisse où son mari, médecin lui aussi, exerce la médecine orientale. La vie à la montagne, la gentillesse des villageois, tout cela plaît énormément à cette jeune femme brune aux yeux noirs, mariée, trois enfants et des projets plein la tête.

Comme tous les jours en arrivant à son cabinet médical, elle jette un rapide coup d'œil sur le programme de sa journée. On est le 2 février 1972 et Martine a sept visites programmées ce matin et onze consultations cet après-midi. La journée s'annonce plutôt chargée ! Pourtant ce soir, elle a prévu de recevoir quelques amis : elle doit donc être en forme.

Pour se donner du courage, elle s'offre une pause chocolat noir, puis, se jette dans le travail. Sa journée se passe entre troubles digestifs et infections respiratoires à l'exception d'une jeune femme, Marie, qu'elle suit depuis quelques mois pour un cancer du sein. Avec elle, Martine ne sait pas trop comment s'y prendre. Pendant ses études de médecine, on lui a bien appris à poser des diagnostics et soigner des patients, mais jamais à annoncer de mauvaises nouvelles, encore moins à assumer les conséquences psychologiques qu'elles peuvent avoir sur un patient. Et même si Marie et Martine ont de nombreux points communs, Marie, c'est la malade. Martine, elle, est le médecin et quoi qu'elle fasse, elle ne peut se mettre à sa place...

Tandis qu'elle essaie d'imaginer ce qu'on peut bien ressentir en apprenant qu'on a un cancer, Martine repense à cette grosse frayeur qu'elle s'est faite quelques années auparavant. En 1964, elle venait d'accoucher et allaitait son bébé. À cette même période, elle s'était trouvée une induration anormale au niveau du sein et avait de suite pensé à un cancer. Terrifiée par sa découverte, elle n'en avait dit mot pendant deux jours, se contentant de regarder pousser les bourgeons par la fenêtre et se disant que c'était peut-être là son tout dernier printemps. Au troisième jour, elle s'était enfin décidée à en parler à un médecin qui l'avait de suite rassurée, lui expliquant que son induration était à mettre sur le compte de l'allaitement. Deux jours ! C'est le temps pendant lequel Martine, alors étudiante en médecine, s'était crue atteinte d'un cancer du sein et jamais quarante-huit heures ne lui avaient paru aussi longues et pénibles !

Depuis cette frayeur, Martine témoigne un grand intérêt pour les maladies cancéreuses et les rapports qui s'établissent entre médecins et malades. Ces rapports sont parfois bien complexes ! En effet, les médecins ne peuvent côtoyer la mort ou la maladie depuis plusieurs années sans finir par s'habituer aux noms des maladies, même des plus terribles. Le cancer en particulier, qui est l'affection faisant le plus peur aux Français, est pour beaucoup de médecins un simple mot de six lettres, au même titre que calcul, cécité ou colite…

Les années passant, Martine a ouvert son propre cabinet médical et sa clientèle n'a cessé de grandir. En 1972, elle compte près de dix patientes comme Marie. Or, annoncer à de belles jeunes femmes de son âge, qu'elles ont un cancer féminin, ce n'est pas facile, surtout pas pour Martine. Heureusement, ce genre de mauvaise nouvelle n'est jamais complètement négatif : elle débouche sur une prise en charge médicale et assez souvent sur une guérison. La fréquence du cancer du sein étant élevée dans cette région de France, Martine se montre particulièrement méfiante. Et comme l'induration qu'elle a dans le sein n'a jamais complètement disparu, elle finit par demander un nouvel avis à un confrère gynécologue. Mais après examen, le spécialiste la rassure formellement tout comme son confrère quinze ans auparavant : cette lésion est parfaitement bénigne. Il ne voit donc pas l'utilité de la retirer…

En 1979 cependant, des changements notoires interviennent dans la vie de Martine. D'abord, l'homme qui partage sa vie n'est plus son mari. Ensuite ses trois enfants ont grandi : devenus adolescents, ils aspirent à plus d'indépendance et désertent souvent la maison familiale au profit des copains. Enfin, son induration au niveau du sein gauche n'est plus tout à fait la même : un jour, en se déshabillant devant sa glace, Martine remarque une légère adhérence de la peau au niveau de son induration. Quoique minime, elle n'en est pas moins suspecte. Elle se rend donc rapidement chez le radiologue pour y passer une mammographie : celle-ci met en évidence un vague épaississement de la peau.

Par prudence, Martine préfère consulter à nouveau : en effet, quand il s'agit d'elle ou d'un membre de sa famille, elle a du mal à rester objective. Son correspondant en gynécologie étant en vacances, elle prend directement rendez-vous au centre de sénologie de Saint-Louis à Paris où une biopsie est pratiquée. À sa surprise, le résultat revient négatif et malgré toutes ses interrogations, on lui assure que le prélèvement n'a pu passer à côté de cellules cancéreuses et donc qu'elle ne court aucun risque. Devant son insistance, on lui propose néanmoins de retirer cette induration qui la gêne, mais pas dans l'immédiat, seulement dans quelques mois : un rendez-vous est finalement pris pour octobre 80.

Maintenant qu'elle s'est libérée l'esprit, Martine peut vraiment penser à tout ce qu'elle a encore à faire.

Or, ce ne sont pas les occupations qui manquent ! Entre ses trois enfants, son cabinet médical et ses multiples activités sportives, elle n'a pas beaucoup de temps à elle. Cependant, quand arrive le mois d'octobre, elle est bien à l'heure de son rendez-vous. Malheureusement, celui-ci n'a pas été noté et Martine, furieuse d'avoir perdu sa journée, doit retourner dans ses montagnes avec son induration au sein. Maigre consolation, un autre rendez-vous est pris deux mois plus tard. Deux mois de trop…

Lorsqu'elle se présente à nouveau au centre de sénologie parisien en décembre, l'intervention chirurgicale a bien lieu. Mais tout ne se passe pas comme prévu. Ainsi, lorsqu'elle s'apprête à partir comme convenu en fin d'après-midi, une infirmière la prévient qu'elle doit encore attendre! Les chirurgiens ayant trouvé sa lésion suspecte, une analyse au microscope a été demandée en urgence. Les résultats sont attendus pour le soir-même. Or le soir, le jugement tombe implacable : présence de cellules cancéreuses. En l'apprenant, Martine ne peut réprimer sa colère. Toujours très directe et très franche, plutôt entière et passionnée, elle ne ménage pas ses propos. D'ailleurs, l'équipe médicale ne trouve rien à lui répondre. Voilà des mois qu'elle leur demande de retirer son induration dans le sein et qu'elle obtient pour toute réponse de ne pas s'inquiéter. Résultat, elle se retrouve aujourd'hui avec un authentique cancer qui aurait certainement pu être évité ou du moins, pris à un stade plus précoce.

Hélas, elle ne peut rien faire d'autre qu'accepter la proposition de l'équipe médicale : revenir dans huit jours pour subir une nouvelle intervention chirurgicale plus large, comprenant notamment l'ablation de la tumeur et le curage des ganglions axillaires gauches.

Pendant cette semaine où elle reprend ses activités médicales, Martine a du mal à se concentrer sur ses malades. Elle qui adore lire des romans historiques ou politiques, les abandonne momentanément et se jette sur tout ce qu'elle trouve concernant le cancer du sein. Tandis qu'elle lit et relit ce qu'elle sait déjà, des visages de patientes aussi atteintes d'un cancer du sein défilent dans sa tête. Certaines, comme Marie, sont toujours en vie, mais d'autres ne sont plus de ce monde. Comment savoir si elle, Martine, sera encore là pour témoigner d'ici quelques années?

Lorsqu'elle retourne au centre de sénologie de l'hôpital Saint-Louis, Martine a bien l'intention d'y subir une mastectomie, c'est-à-dire l'ablation complète de la glande mammaire en plus du curage axillaire prévu, car elle veut être tranquille. Mais une fois de plus, elle n'est pas écoutée ! Le chirurgien qui l'opère se contente d'enlever ce qui reste de la tumeur, en plus des ganglions situés dans l'aisselle. Une radiothérapie complémentaire est programmée dans la foulée. Locale, elle consiste à implanter et laisser agir des aiguilles d'iridium dans le lit de la tumeur, dans le but de tuer les éventuelles cellules cancéreuses restantes. Martine se retrouve donc en chambre plombée avec ses pensées noires pour seule compagnie.

Allongée sur son lit d'hôpital, elle ne cesse de penser au jeune médecin venu pour lui poser les fils d'iridium. L'un d'entre eux lui a échappé des mains et est tombé à terre. Après un temps d'hésitation, le jeune homme l'a ramassé et lui a implanté comme prévu, malgré le risque infectieux existant ! Surprise, elle n'a rien osé dire. Martine revoit aussi ses enfants, ses amis. Certains proches sont d'ailleurs venus lui rendre visite. Elle repense enfin à ses patients : en cet instant, même les plus acariâtres lui manquent ! En effet, elle préfèrerait se trouver dans la position de médecin qui est toujours plus confortable que celle de malade…

Aussi, cinq jours après son intervention et en dépit de son angoisse, Martine est fidèle à son poste, prête à recevoir ses patients et même les réconforter si besoin est. Cependant, elle n'est pas au mieux de sa forme : la peau située en regard de son irradiation est si sensible, qu'elle ne supporte plus que la soie à son contact. Mais surtout, elle ne se sent pas complètement tranquille. Sans cesse, des statistiques sur le cancer du sein lui reviennent à l'esprit : 55 % de guérisons tous stades confondus, cela veut aussi dire 45 % de rechutes ou d'échecs et, une fois n'est pas coutume, Martine est plutôt d'humeur pessimiste…

C'est d'ailleurs à cette période qu'elle met ses enfants au courant de sa situation. En revanche, elle refuse d'en parler avec sa clientèle. Aux yeux des patients, un médecin n'a pas le droit être malade, sans quoi il n'est plus crédible !

D'ailleurs, pour ne pas éveiller leurs soupçons par des absences trop répétées, elle se trouve une remplaçante régulière, prétextant une surcharge de travail. En effet, elle n'en a pas encore terminé avec ses allers et retours à Paris. Après son intervention chirurgicale et sa radiothérapie locale, Martine doit encore avoir des séances de rayons. Or, on lui annonce seulement trois jours avant la date convenue que ces séances vont être retardées de quinze jours! C'est donc la seconde fois qu'on lui reporte un rendez-vous sans tenir compte de ses propres engagements. Cette fois, Martine est hors d'elle et décide de se faire suivre à l'Institut Gustave-Roussy de Villejuif où travaille l'une de ses amies.

Là, on lui programme quatre séances hebdomadaires de radiothérapie, pendant une durée de cinq semaines. Elle ne rentre donc chez elle qu'en fin de semaine. Mais loin de s'écrouler dans un sofa, Martine travaille à son cabinet médical le samedi et part se détendre au ski, l'une de ses passions, le dimanche : son optimisme naturel a repris le dessus. Elle est d'ailleurs moins fatiguée qu'elle ne l'aurait pensé, et la fin de son traitement se poursuit sans autre péripétie. Les examens de contrôle étant satisfaisants, Martine reprend finalement espoir : son heure n'est peut-être pas encore venue!

Sitôt ses séances de radiothérapie terminées, Martine retrouve son rythme de travail habituel et même toutes ses activités sportives : elle s'adonne au jogging et au vélo avec acharnement, comme pour se prouver qu'elle vit et qu'elle déborde d'énergie.

Un détail presque imperceptible a pourtant changé : il s'agit de ses rapports avec ses patients atteints d'un cancer. Martine ne craint plus de parler des problèmes qu'ils rencontrent, de leurs éventuelles difficultés avec l'équipe soignante, de la façon dont ils s'adaptent à leur situation. Certains patients lui en font d'ailleurs la remarque. À ceux-là, elles répond par un sourire énigmatique, mais jamais ne raconte qu'elle est passée par là...

Au cours des six années suivantes, elle continue de se documenter sur le cancer et d'établir des liens privilégiés avec certains de ses patients. Prudente, elle ne néglige jamais de s'examiner les seins et de se rendre régulièrement à ses visites de contrôle. Mais, le temps passant, ses dernières inquiétudes s'envolent.

Fin 86, cependant, il lui semble que sa cicatrice change brutalement d'aspect, elle se rétracte très légèrement. Inquiète, Martine prend rapidement rendez-vous à Villejuif. Mais le médecin qui la suit ne voit rien d'anormal et lui demande de revenir dans trois mois. Les examens étant toujours normaux trois mois plus tard, Martine est à nouveau convoquée sous douze semaines. Mais, au début du mois de mai 87, l'examen clinique s'avère suspect. Une biopsie pratiquée peu de temps après revient positive : la récidive ne fait plus aucun doute. Une fois de plus, Martine se dit qu'on a perdu beaucoup de temps depuis le jour où elle-même a fait le diagnostic et regrette de ne pas avoir demandé alors un autre avis médical.

Faute de mieux, une nouvelle intervention chirurgicale est programmée sous huit jours : le sein doit être enlevé dans sa totalité. Huit séances de chimiothérapie sont aussi prévues, le but étant de tuer toutes les cellules cancéreuses susceptibles d'avoir diffusé dans le reste de l'organisme.

Le surlendemain de son opération seulement, Martine reçoit la visite d'un membre d'une association bénévole venant lui vanter les mérites des seins artificiels. Mais dans l'immédiat, Martine est surtout préoccupée par sa propre survie et cette histoire de prothèse est à cent lieues de ses actuels tourments. En fait, ce n'est même pas du tout un souci pour elle, car Martine s'accepte très bien comme elle est. Que d'autres femmes aient envie de retrouver leur féminité apparente, elle le comprend tout à fait, mais après tout, chacune ses priorités…

Peu de temps après, Martine rencontre celle qui l'a opérée. Or les nouvelles ne sont pas brillantes : certains de ses ganglions axillaires sont atteints, ce qui vient assombrir son pronostic.

Aussi, lorsqu'elle rentre chez elle avec cette terrible information en poche, Martine est atterrée. Pensant qu'elle en a tout au plus pour deux ans, elle est d'abord envahie par un violent sentiment de peur et ne peut rien avaler de toute la semaine. D'ailleurs, quand elle en parle à d'autres amis médecins, tous la regardent d'un air navré, mais aucun ne la contredit, ce qui la renforce dans son idée que ses jours sont désormais comptés.

Seule, une amie institutrice, avec qui elle partage ses activités de plein air, lui dit qu'elle ne croit pas à sa mort prochaine : cela fait peu ! En fait, son plus gros soutien, elle le tient de personnes qui ignorent tout de son cancer. Plusieurs cas de malades condamnés par la médecine et pourtant toujours en vie après plusieurs années, lui reviennent soudain en mémoire. S'ils ont réussi à survivre, pourquoi pas elle ?

Avant qu'elle ne connaisse cette épreuve, Martine se disait que si elle avait une maladie grave, elle ferait tout ce qu'elle a envie pendant le court laps de temps lui restant à vivre : voyages, cadeaux, rencontres… Or maintenant qu'elle est dans cette situation, c'est à vivre et seulement à vivre qu'elle pense. Jamais le quotidien ne lui a semblé aussi beau, aussi riche, aussi merveilleux ! Avoir encore l'occasion de revoir le printemps, d'attraper des coups de soleil, de se sentir fatiguée, de se mettre en colère, bref, vivre encore et encore ces évènements banaux auxquels on attache à tort trop peu d'importance, c'est cela son souhait le plus cher !

Dans un premier temps, Martine commence par

prendre dix jours pour réfléchir à son avenir. Après avis de ses enfants et de ses parents, elle se décide à vendre sa clientèle en urgence : c'est la vraie raison de son annonce passée dans le journal. Une chance, elle se trouve un successeur sous trois semaines, de sorte qu'elle n'a pas encore ce souci à gérer. Mais tout n'est pas fini pour autant car Martine se trouve encore plein de choses à faire.

Or, tant qu'elle n'aura pas accompli toutes les tâches qu'elle s'est fixée, il est hors de question pour elle de mourir, suivant encore l'exemple de certains de ses patients. Un vieux garçon atteint d'un cancer du pancréas au stade terminal n'avait pas plus de trois mois à vivre selon les meilleurs pronostics. Or, il s'était mis en tête de faire encore les foins, l'été prochain. Et bien, aussi étrange que cela puisse paraître, l'homme n'était mort qu'une fois les foins rentrés, soit environ six mois plus tard ! Une autre de ses patientes avec un cancer du sein très agressif et de multiples métastases, condamnée à très court terme par la médecine, avait toujours un baptême, une communion ou un mariage important dans sa famille, auquel elle désirait plus que tout assister. Malgré un pronostic très défavorable, elle vécut encore trois ans et put assister jusqu'à la dernière de ses grandes réunions de famille ! Enfin, une brave agricultrice atteinte elle aussi d'un cancer du sein métastasé d'un très mauvais pronostic ne voulait pas laisser ses terres à l'abandon. Eh bien onze ans après le diagnostic, on peut encore la trouver dans ses champs, abattant le travail d'un homme !

À l'image de ces patients qui ont survécu en se fixant des objectifs à atteindre, Martine se lance donc dans de grands et petits travaux. Elle profite notamment du temps que lui laissent les chimiothérapies pour terminer un pull-over en jacquard commencé quatre ans auparavant et tristement abandonné au stade d'une manche.

Entre deux cures, elle prend aussi une décision très

importante : celle de quitter la Savoie qu'elle habite maintenant depuis dix-huit ans. Cette décision est rendue plus facile grâce à la compréhension et la gentillesse de ses enfants qui lui font toute confiance pour faire ce qu'elle pense être le mieux pour elle.

Ce brusque changement de vie, ce départ inopiné étonne tous ses patients. Martine leur explique donc qu'elle est malade mais sans rentrer dans les détails. Elle compte encore une dizaine de patientes avec un cancer du sein dans sa clientèle : il est inutile de les affoler... Le dernier jour passé à son cabinet, beaucoup de ses malades viennent lui faire leurs adieux, lui offrant même un cadeau ou une parole réconfortante. Certains promettent d'ailleurs de prier pour elle et même si elle n'est pas croyante, Martine est profondément touchée par tant de gentillesse.

La Savoie faisant désormais parti de son passé, Martine part pour la capitale : quitte à changer de décor, autant que la transformation soit radicale ! À Paris, elle a plusieurs amis, des souvenirs de jeunesse, son centre de soins à proximité et surtout, son fils. C'est donc chez lui qu'elle s'installe pendant toute la durée de sa chimiothérapie. Il est important qu'elle ne soit pas seule, car elle se sent dans un état second, comme droguée par son traitement. En fait, cette impression est banale. Un ami de son père, autrefois atteint d'un cancer du pancréas, lui explique qu'il a ressenti ce même phénomène pendant sa chimiothérapie. Il rassure donc Martine : tout va redevenir comme avant, ce n'est qu'une question de temps et de patience !

Or de la patience, il lui en faut encore car son traitement n'est toujours pas terminé. Après la chirurgie et la chimiothérapie, elle se retrouve avec de nouvelles séances de rayons ciblés sur les ovaires et destinés à créer une ménopause artificielle (les estrogènes sécrétés par les ovaires sont susceptibles de favoriser une récidive). Pour plus de sûreté encore, elle doit suivre un traitement anti-estrogène par voie orale pendant plusieurs années...

Mais tandis qu'elle est préoccupée par ses traitements, les jours, les semaines et les mois passent et Martine est toujours en vie.

Un jour, elle se surprend même à penser à des broutilles de la vie quotidienne : quelque part, c'est la preuve qu'elle va beaucoup mieux! D'ailleurs, elle doit aussi penser à chercher un travail. Or, n'est-ce pas merveilleux? En effet, c'est une autre preuve que la vie continue! Mais que peut-elle bien faire? Rouvrir un nouveau cabinet lui demanderait un trop grand effort et à part médecine, elle ne sait rien faire! Finalement, c'est une de ses amies, journaliste, qui trouve la solution en lui proposant de collaborer à son journal, à la rubrique santé. Ce nouveau travail lui convient parfaitement car Martine est bien placée pour parler des maladies graves, à la fois avec des yeux de patient et de médecin.

Mais contrairement à beaucoup qui n'ont jamais connu ces deux aspects, elle se refuse à donner quelque conseil que ce soit. Face à ce type de maladie, il y a mille et une façons de réagir : à chacun de trouver la sienne! Ce qui a sauvé Martine, c'est de se trouver encore quelque chose à faire, quelque chose de si important qu'il lui paraissait toujours impossible de mourir sans avoir réalisé son projet...

L'avis du docteur Marc Spielmann, chef du service d'oncologie médicale et de pathologie mammaire de l'Institut Gustave-Roussy de Villejuif

Chaque année en France, on recense 23 à 25 000 nouveaux cas de cancers du sein, avec un pic de fréquence entre cinquante et soixante ans.

Les hommes peuvent aussi être touchés, à raison d'un homme atteint pour cent femmes concernées. Enfin, ce cancer est plus fréquent dans les pays occidentaux que dans les pays africains ou orientaux, peut-être du fait d'une alimentation plus riche en graisses animales (viandes, fromages...).

Nombreux sont les facteurs accusés d'augmenter le risque de cancer du sein. Les contraceptifs estro-progestatifs, le traitement hormonal substitutif de la ménopause et le fait de ne jamais avoir allaité ont longtemps été mis en cause : cependant, la preuve de leur culpabilité n'ayant jamais été apportée, ils ne doivent plus être considérés comme des facteurs de risque.

En revanche, la précocité des règles, une ménopause tardive, l'absence d'enfant ou une première grossesse tardive et, surtout, l'existence d'un antécédent familial au premier degré (mère ou sœurs) sont autant de facteurs de risque reconnus du cancer du sein. Le risque est ainsi multiplié par trois chez les femmes ayant une parente au premier degré avec un cancer du sein.

Il est multiplié par dix si cette parente présente un cancer des deux seins ou si deux parentes au premier degré sont touchées. Dans ce dernier cas, une prédisposition génétique est à craindre. Or deux gènes de susceptibilité à ce cancer ont déjà été individualisés : il s'agit du BRCA1, volontiers responsable de cancer du sein et de l'ovaire chez la femme et du BRCA2, plus typique du cancer du sein chez l'homme. Ces deux gènes méritent d'être recherchés dans les familles à très haut risque. La découverte de l'un d'entre eux conduit à une surveillance très attentive.

Chez les autres femmes, la pratique systématique d'une mammographie tous les deux ans à partir de cinquante ans permet de diminuer le risque de mortalité par cancer du sein de 30 %. Attention, contrairement à une idée reçue, le risque de cancer du sein ne disparaît pas avec l'âge : la surveillance doit donc continuer toute la vie !

Quant à la palpation des seins, elle doit débuter dès l'âge de vingt ans et être aussi régulière que possible : doivent s'en charger la femme elle-même (autopalpation), ainsi que son médecin généraliste ou gynécologue, à peu près une fois par an. La découverte d'une « boule » ou d'une anomalie asymétrique qui persiste au-delà de deux semaines ou qui ne disparaît pas complètement après les règles impose toujours un avis médical. Les écoulements méritent aussi un avis spécialisé : lactescents et bilatéraux, ils sont souvent bénins alors que sanguinolents et unilatéraux, ils doivent être considérés comme suspects.

Enfin, les ganglions axillaires indolores apparaissant en dehors de tout contexte infectieux et persistant au-delà de quinze jours requièrent aussi l'avis d'un médecin.

La prise en charge du cancer du sein est fonction de la taille de la tumeur et de l'existence ou non de métastases. Lorsque la tumeur est très petite, on tend de plus en plus à conserver le sein : seul le nodule cancéreux est donc retiré, ainsi que les ganglions axillaires situés du même côté. Lorsque la taille de la tumeur ne permet pas la conservation du sein, une reconstruction immédiate (dans le même temps opératoire) ou différée (lors d'une autre intervention chirurgicale, après quelques mois) peut encore être proposée : la reconstitution du sein peut se faire à partir d'un muscle dorsal ou abdominal, ou encore, à l'aide d'une prothèse rétropectorale gonflée au sérum physiologique. Ces deux solutions sont sans aucun danger, en particulier, elles ne gênent pas le diagnostic en cas de récidive. Cependant, la reconstruction mammaire reste une option : que la femme décide ou non d'y recourir, sa décision est toujours respectée.

En plus de la chirurgie, on tend de plus en plus à proposer aux femmes un traitement adjuvant (4 à 6 mois de chimiothérapie ou 3 à 5 ans d'hormonothérapie). Son but est de tuer les quelques éventuelles cellules qui auraient pu disséminer sans qu'on s'en aperçoive. Il s'agit donc d'une simple mesure de sécurité, dont bénéficient environ 80 % des malades opérés.

Lorsque la tumeur est bien limitée mais de plus grosse taille (au-delà de 30 mm), la chimiothérapie peut précéder la chirurgie.

Son objectif est de diminuer le volume tumoral, si possible à un niveau tel qu'il soit compatible avec la conservation du sein.

Lorsque la tumeur s'accompagne d'une atteinte de la peau ou des ganglions, le traitement principal en est la chimiothérapie : son but est de tuer les cellules cancéreuses localisées au niveau du sein et les cellules tumorales disséminées dans l'organisme. Elle est alors complétée par la chirurgie et/ou la radiothérapie.

Enfin, au stade de métastases, la prise en charge associe chimiothérapie et hormonothérapie. Les tissus secondairement touchés en cas de cancer du sein sont par ordre de fréquence décroissante : l'os, la peau et les ganglions, la plèvre et le poumon, le foie, le cerveau...

Comme pour tous les cancers, le pronostic est d'autant meilleur que le diagnostic est précoce. Cependant, tous stades confondus, les médecins guérissent aujourd'hui 55 % des cancers du sein.

Même si le nodule cancéreux a été retiré à un stade très précoce, une surveillance à vie est ensuite essentielle. Les cinq premières années où le risque de récidive est maximal, la patiente doit être revue tous les six mois : examen clinique, mammographie du sein contro-latéral, voire examens de dépistage à la recherche d'une métastase font partie du bilan. Par la suite, les visites s'espacent mais ne s'arrêtent jamais, 20 % des rechutes pouvant être très tardives...

Sans limite...

Des histoires qui finissent aussi bien que celles de Louis, Jacques et Marie-Jeanne, il en existe des milliers : on ne compte plus tous ceux qui connaissent un jour la maladie cancéreuse, suivent un traitement approprié, se soignent et finissent par se rétablir. Leur guérison n'est pas « miraculeuse », même si elle est inespérée comme dans le cas de Guy. Elle est le résultat d'une prise en charge médicale bien conduite et d'une très forte volonté de vivre.

Il arrive cependant qu'une guérison soit strictement inexplicable sur le plan médical. Même si elles demeurent exceptionnelles, ces guérisons extraordinaires qui défient toutes les lois de la médecine existent et nous rappellent que dans le domaine des cancers, l'espoir a toujours sa place. En voici la preuve...

Un vrai miracle!

Alors qu'elle n'a que vingt-cinq ans en 1989, la jeune Délizia est déjà célèbre dans le monde médical. Beaucoup d'encre a coulé à son sujet. De nombreux articles ont repris son histoire. Les plus éminents experts du monde entier se sont penchés sur son cas. Leur conclusion, toujours identique, revient tel le couplet d'une chanson bien réglée : « la guérison de la jeune Délizia constitue un phénomène tout à fait exceptionnel, au sens le plus strict du terme, contraire à toute observation et prévision de l'expérience médicale et, en outre, inexplicable». En d'autres termes, il s'agit d'une guérison extraordinaire, selon les termes employés par le Bureau médical de Lourdes et le Comité médical international.

Quatorze ans plus tôt, rien ne semble pourtant prédestiner la petite Délizia à la célébrité. Il s'agit alors d'une fillette de onze ans comme il y en a des millions sur la surface du globe. Brune, menue, discrète, sans histoire, Délizia coule des jours paisibles dans sa ville natale de Paternò située dans la province de Catane en Sicile. Jamais malade mises à part quelques maladies infantiles incontournables, on la retrouve tantôt à l'école, entre une maîtresse, Sandra, qu'elle adore et des petites camarades de classe tout aussi charmantes, tantôt dans la maison familiale, où elle est l'aînée de quatre enfants.

Certes, la vie est parfois dure à la maisonnée, le père, ouvrier agricole, ayant souvent du mal à joindre les deux bouts. Mais cela n'entame en rien leur joie de vivre : très pieux, les parents et frères et sœurs de Délizia puisent leur bonheur dans la simplicité de la vie quotidienne...

1976 est pourtant une année tout particulièrement difficile sur le plan financier, et la famille perd ses droits à une couverture sociale. C'est hélas aussi l'année où Délizia tombe malade. Début mars 76, en effet, elle se plaint de son genou droit. Mais une douleur osseuse chez une fillette en pleine crise de croissance – Délizia n'a que onze ans – n'a rien de bien inquiétant. Aussi, personne ne s'en préoccupe vraiment jusqu'au 20 mars où Délizia a tellement mal qu'elle ne peut rentrer seule chez elle de l'école. C'est donc sa maîtresse qui la raccompagne et attire l'attention de ses parents sur cette douleur aiguë. Le médecin de famille est aussitôt consulté. L'examen clinique ne trouvant rien d'anormal, ce dernier prescrit quelques analyses de routine dont une radiographie et préconise des antalgiques. Avec un peu de repos en prime, la douleur ne devrait pas tarder à disparaître...

Oui mais voilà, au lieu de s'estomper, la gêne douloureuse persiste et faute de couverture sociale, les parents de la fillette ne font pas faire de radio. Pensant à une foulure ou une entorse, ils se tournent même vers une guérisseuse de leur entourage. Sans plus de résultat!

Dans une ville de Sicile comme Paternò, la curieuse douleur de Délizia ne peut rester longtemps inaperçue.

Dans le quartier, les langues vont bon train : pensez, une

si gentille petite ! Finalement, c'est une voisine qui accepte que Délizia soit radiographiée comme sa propre fille, afin qu'elle puisse bénéficier d'une couverture sociale. Grâce à ce stratagème, des clichés du genou sont enfin réalisés : on est le 7 avril 76 et voilà plus d'un mois que Délizia traîne la jambe. Mais sous le chaud soleil de Sicile, un mois, c'est encore peu...

Lorsqu'il voit les radiographies de sa jeune patiente, le médecin de famille est un peu surpris. Il existe en effet une zone anormale au niveau de l'extrémité supérieure du tibia droit, et le radiologue conseille la pratique d'une biopsie, c'est-à-dire, le prélèvement d'un fragment de tissu osseux pour analyse. Afin d'en savoir plus, le médecin de famille demande de nouveaux clichés, mieux centrés sur la lésion : il s'agit de tomographies (procédé aujourd'hui tombé en désuétude) ou clichés radiologiques d'une coupe de l'organe considéré, à différentes profondeurs. Deux semaines se passent avant que les parents de Délizia ne l'emmènent faire ce nouvel examen : en Sicile, les heures n'ont pas la même valeur ! D'ailleurs, Délizia continue de vivre et de jouer, presque comme si de rien n'était...

Pourtant, il se trame quelque chose. Et peut-être même quelque chose de grave si l'on se fie au compte rendu de ces tomographies : l'image met en évidence une atteinte osseuse tumorale. Cette fois, la biopsie osseuse devient incontournable et le médecin traitant renvoie la petite famille vers plus spécialisé que lui.

Après une première consultation, l'hospitalisation est décidée par le chef du service de chirurgie infantile : Délizia entre donc à l'hôpital Sainte-Marthe à Catane, le 30 avril 1976. Pas moins de deux mois se sont déjà écoulés depuis les premiers symptômes, et la fillette souffre toujours autant de son genou. Mais plus que la douleur physique, c'est la sensation d'angoisse et de solitude qui la gêne en ce grand hôpital tout blanc. Ici, point de gentille maîtresse ou de petite amie pour vous consoler. Mais seulement des infirmières qui, même si elles sont dévouées, manquent cruellement de temps pour réconforter une petite fille timide et apeurée…

Pendant son hospitalisation, Délizia subit un large bilan de santé. Nombreuses visites de médecins, prises de sang répétées, nouvelles radiographies, etc. : la semaine qui passe est riche en émotions pour cette enfant sans histoire. Le 6 mai, le chirurgien réalise enfin une biopsie lors d'une brève intervention. Mais Délizia ne se fait toujours pas à l'univers hospitalier, regrettant chaque jour un peu plus sa cour de récréation, sa chambre et sa poupée. Il lui faut pourtant patienter encore un peu. En effet, les résultats de la biopsie ne sont connus que le 11 mai. Loin d'être rassurants, ils reviennent terrifiants, inhumains, indéfinissables : Délizia présente une tumeur osseuse très grave parce que maligne (il s'agit d'une métastase osseuse de neuroblastome) au pronostic rigoureusement fatal dans les années 70.

La gentille, la tranquille petite Délizia est donc condamnée à court terme, avec un sursis de quelques trimestres au plus…

Lorsqu'ils apprennent l'effroyable nouvelle, les parents de l'enfant si tranquille ne peuvent vraiment y croire. Ils acceptent d'autant moins cette vérité que la première solution thérapeutique proposée par le chef du service est l'amputation du membre inférieur droit de leur fille chérie. Un geste jugé horrible et qui ne donne même pas l'assurance d'une quelconque guérison. Un geste jugé disproportionné par rapport à l'état de leur enfant : certes, elles souffre du genou depuis plus de deux mois, mais de là à lui couper la jambe…

En fait, personne ne peut se mettre à la place des parents de Délizia lorsqu'ils apprennent le triste sort réservé à leur fille. Peut-être la vérité leur semble-t-elle si incroyable qu'ils préfèrent croire que le médecin se trompe. Peut-être se sentent-ils trop terrassés par les événements pour prendre quelque responsabilité que ce soit... Toujours est-il qu'ils refusent catégoriquement de donner leur consentement à cette mutilation. À défaut, le spécialiste leur propose alors d'irradier la tumeur, ce que les parents acceptent, jugeant ce traitement plus supportable.

Pourtant, Délizia n'aura pas la moindre séance de radiothérapie. La raison de ce brusque changement ? Le manque d'humanité des soins. Lorsqu'elle arrive dans l'hôpital où elle doit subir ce traitement, le 17 mai, la fillette est confinée dans une chambre seule, sans décors ni fenêtres.

Se sentant prise au piège, noyée dans un sentiment d'abandon, Délizia pleure sans cesse jusqu'à l'arrivée de ses parents, le lendemain. Devant la détresse et les supplications de leur fille, ils décident de la ramener au foyer dans les plus brefs délais. L'hôpital, c'est l'enfer...

En moins de temps qu'il en a fallu pour hospitaliser la petite, la famille au complet est à nouveau réunie dans la douce ville de Paternò. En deux mois cependant, les choses ont bien changé. Le fragile bonheur familial s'en est allé, laissant place à une sourde inquiétude. Même si elle n'est pas au courant de la gravité de son état, Délizia voit bien dans les yeux tristes de sa mère ou le sourire grave de son père que plus rien n'est comme avant. Même si ses parents font tout pour ne rien laisser paraître de leur peine, il leur est impossible d'offrir un sourire franc à celle qu'ils savent malade, sans défense et sans le moindre soin. D'ailleurs, même le chaud soleil de Sicile n'arrive plus à réchauffer l'atmosphère familiale : il faut trouver une solution.

Ayant quelque famille du côté de Turin, les parents de Délizia décident finalement de se rendre à la grand-ville, afin d'y rencontrer d'autres médecins, d'entendre d'autres avis médicaux. Mais l'hospitalisation se révélant une fois de plus incontournable, ne serait-ce que pour refaire tous les précédents examens dans d'autres conditions, Délizia sombre à nouveau dans les pleurs et le désespoir : l'hôpital, c'est son cauchemar, elle ne veut pas, elle ne peut pas y retourner.

Et de nouveau, ses parents ne trouvent pas la force de l'y obliger. Une fois encore, une fois de trop, ils rentrent chez eux sans aide médicale, sans solution thérapeutique et presque sans espoir. On est alors fin mai 76 et trois mois se sont écoulés depuis le début des évènements. Trois mois pour revenir à la case départ…

Avec le mois de juin, rien ne va plus. Délizia souffre de plus en plus, manquant souvent l'école. Ses parents ne savent plus que faire, sinon prier du matin au soir et du soir au matin. La maisonnée qui retentissait autrefois des cris de joie des enfants est aujourd'hui devenue bien calme. Et les voisins, les amis sont sidérés par la catastrophe qui touche cette fillette sans histoire. Tout le monde voudrait aider, mais personne ne sait comment. C'est finalement la maîtresse et les petites camarades de classe de Délizia qui trouvent la solution : pourquoi ne pas envoyer leur amie et sa mère en pélerinage à Lourdes ?

Voilà pour le moins une proposition qui peut sembler étrange aux consommateurs de soins que nous sommes : n'aurait-il pas été plus logique d'adresser Délizia au plus grand spécialiste d'Italie ? Mais la logique humaine a parfois ses méandres et ses énigmes ! D'ailleurs, cette suggestion un peu folle colle si bien à la Sicile en général, où la religion tient une place prépondérante, que tout le monde l'approuve à l'unanimité. Très vite, on s'organise.

Responsables locaux et donateurs anonymes réunissent dans le mois qui suit la somme nécessaire au séjour de

Délizia et de sa mère dans la ville symbolique de Lourdes. On est début août 76 et leur départ est imminent !

La fillette et sa mère arrivent dans la ville de l'espoir le 7 août. Logées à l'hôtel et non à l'hôpital que Délizia déteste tant, elles n'arrêtent pas une minute, ne manquant aucune cérémonie, se recueillant à la Grotte, en n'omettant pas de passer à plusieurs reprises par le bain dans les piscines des sanctuaires.

En cinq jours, durée de leur séjour à Lourdes, elles parcourent des dizaines de kilomètres, toujours à pied, la mère étant souvent obligée de porter sa fille. Mais peu importe les efforts demandés : pour la mère de Délizia, très religieuse, Lourdes est l'ultime espoir, la seule solution pour sauver sa fille du gouffre de la mort. Lorsque le courage vient à lui manquer, c'est aux habitants de Paternò qu'elle repense : sans eux, elle ne serait pas là, elle ne peut guère les décevoir, elle doit poursuivre sa mission, celle de sauver son enfant... Lorsqu'elles quittent Lourdes, le 11 août 76, Délizia et sa mère sont toutes deux exténuées. La fillette ne va guère mieux, mais son amour de mère garde encore espoir : elle emporte avec elle de nombreuses bouteilles d'eau de Lourdes, des prières et une foi plus intense que jamais. Délizia va guérir, comment pourrait-il en être autrement ?

Hélas, les nouvelles radiographies pratiquées un mois après leur retour ne sont pas rassurantes.

La lésion s'est nettement aggravée et la tumeur, loin de s'éteindre, s'est au contraire étendue : la fin s'annonce proche, et les parents de Délizia commencent à comprendre qu'ils ne réussiront peut-être pas à sauver leur fille. Malgré le pélerinage. Malgré la générosité des gens du village. Malgré toutes les prières. Ils ne changent pas pour autant leur décision de garder Délizia auprès d'eux : si elle doit vraiment mourir, ce sera auprès des siens et non dans une sordide chambre d'hôpital, coupée de sa famille, de ses amies, de ses racines…

L'arrivée de l'automne ne change en rien l'état de Délizia. Elle reste le plus souvent au lit car même se lever est devenu impossible. L'école ? Voici des mois qu'elle n'a pu y remettre les pieds. Souffrant énormément, elle ne s'alimente même plus et quand arrive le mois de décembre, Délizia n'est plus que le fantôme d'elle-même, pesant à peine vingt-deux kilos. Autour d'elle, ce ne sont plus que prières et désolation. Sa mère persiste néanmoins à lui faire boire de l'eau de Lourdes, s'accrochant peut-être encore à cet ultime espoir. Cependant, vers la mi-décembre, Délizia est devenue si frêle, que tout l'entourage est bien obligé d'admettre la réalité et c'est la mort dans l'âme que sa mère se résout à préparer les vêtements mortuaires de sa fille.

Mais avec Délizia, rien ne se passe comme prévu. Un peu avant Noël, la fillette demande inopinément à se lever. Elle arrive à faire quelques pas dans la maison et même dans la rue !

Certes, l'effort l'épuise, mais à partir de ce jour-là, Délizia qui ne souffre plus de son genou, s'alimente à nouveau et reprend vite des forces : douze kilos en quelques mois. Ses progrès sont si rapides qu'elle retourne à l'école à partir du mois de janvier. Pour les parents de Délizia, comme pour le voisinage, il n'y a pas de doute : cet état de grâce qui persiste est à lui seul un miracle !

Mais pour le médecin de famille, de nouvelles radiographies s'imposent avant d'oser parler de guérison. Elles sont réalisées en mai 77 et présentent un aspect tout à fait différent… un véritable aspect de cicatrice osseuse ! La tumeur a complètement disparu et seule, une déviation du genou persiste…

Cette fois, la famille de Délizia est intimement persuadée que la guérison de leur fille est le résultat d'une intervention divine. Aussi, la décision d'un nouveau pélerinage à Lourdes est prise, en guise de remerciement. C'est donc en juillet 77 que l'incroyable guérison de cette fillette si tranquille parvient à la connaissance du Bureau médical de Lourdes. Mais il en faut bien plus aux médecins avant qu'ils ne soient convaincus de ce rétablissement ! À partir de l'histoire de Délizia, les recherches médicales les plus sérieuses sont entreprises : tous les résultats des anciens examens et radiographies sont demandés et obtenus par le Bureau médical, ainsi que les coupes anatomiques de la biopsie osseuse. Ces dernières sont à nouveau analysées par d'éminents spécialistes de l'anatomo-pathologie osseuse. Ils concluent à un sarcome d'Ewing et non à une métastase de neuroblastome comme le pensait l'anatomo-pathologiste ayant examiné ces lames en 76. Peu importe toutefois le nom qu'on lui donne, car il s'agit dans tous les cas d'une tumeur osseuse hautement maligne, de pronostic toujours fatal en l'absence de traitement. Et Délizia n'a reçu aucune thérapeutique : pas le moindre médicament, pas la moindre séance de radiothérapie ou intervention chirurgicale, du fait du refus de ses parents de la laisser hospitalisée.

Il faudra néanmoins attendre 1982 et plusieurs années de débats entre médecins spécialistes pour que le caractère inexplicable de la guérison de Délizia soit officiellement reconnu. On ne badine pas dans ce type d'enquête médicale à propos d'une guérison : de 1972 à 1990, le Bureau médical n'en a reconnu que trois, sur des centaines de cas rapportés !

Or, pendant que tous ces experts médicaux s'interrogent pour savoir si la guérison de Délizia est ou non à marquer d'une croix blanche, la frêle jeune fille se transforme en demoiselle active respirant la santé. Elle poursuit brillamment des études d'infirmière et se marie à un jeune ouvrier agricole, comme son père. En 88, elle se fait opérer de la déformation résiduelle de sa jambe avec succès, par ce même chirurgien qui avait annoncé la terrible nouvelle à ses parents quelque douze ans auparavant. Aussi, pour qui ne connaît pas son histoire, Délizia est aujourd'hui semblable à des milliers d'autres jeunes femmes, si ce n'est qu'elle est plus pieuse que la majorité d'entre elles.

Plus attentive aux besoins des autres, aussi. Et plus humaine, sans doute. Et comment pourrait-il en être autrement ? Délizia sait qu'elle revient de loin, de très loin. Même si pour cette jeune femme, l'intervention divine en sa faveur ne fait pas le moindre doute, elle sait qu'elle doit aussi son salut à un accompagnement familial sans limite et à la gentillesse extrême des habitants de sa ville natale.

L'entourage, pour un malade, c'est essentiel. Si le personnel soignant s'était montré plus attentif à son égard, peut-être ne se serait-elle pas sentie prise au piège dans cette chambre d'hôpital sans décors ni fenêtres. Peut-être aurait-elle accepté l'hospitalisation et les soins médicaux. Peut-être que ses parents auraient été soulagés d'un grand poids. Peut-être que si son père avait été moins stressé, il serait même encore vivant...

Aussi Délizia s'est bien juré que jamais durant son service d'infirmière, elle ne laisserait de petite fille apeurée dans une chambre d'hôpital pleurer toutes les larmes de son corps. Jamais, elle n'oublierait d'offrir son sourire et son réconfort aux malades les plus inquiets. Jamais elle n'entrerait dans une chambre sans une petite phrase gentille à la bouche... Plus jamais ça !

L'avis du professeur Jean-Luc Breau, service de cancérologie de l'hôpital Avicenne à Bobigny et du professeur Théodore Mangiapian, membre permanent du Bureau médical de Lourdes de 1972 à 1990

Rares, les tumeurs osseuses primitives touchent de préférence les enfants, les adolescents et les adultes jeunes. Aucun facteur de risque n'est connu.

La douleur est toujours le premier des symptômes. Elle est souvent intense, fixe, permanente, ne cédant à aucun antalgique habituel. L'enfant qui souffre peut aussi refuser de se mobiliser, de prendre appui sur son membre atteint, etc. Devant un tel tableau, l'avis spécialisé est indispensable : il n'est pas normal de souffrir spontanément d'un os, en dehors de tout traumatisme.

Le sarcome d'Ewing représente seulement 10 à 14 % de la totalité des tumeurs osseuses primitives. Il se développe chez les jeunes enfants après 5-6 ans et se caractérise par une prolifération maligne du tissu conjonctif des os longs comme le tibia, plus rarement des vertèbres. À la radiographie, l'os semble grignoté (on parle d'ostéolyse), et ses contours apparaissent mal définis (aspect érodé de la corticale).

Le scanner et surtout l'IRM permettent d'en apprécier les limites. Quant à la biopsie, indispensable au diagnostic, elle relève d'une véritable intervention chirurgicale au cours de laquelle un fragment de tissu osseux est prélevé dans la zone anormale, pour analyse microscopique et recherche de cellules cancéreuses.

Avant Délizia, aucune observation connue reposant sur des documents probants n'a jamais rapporté la guérison ou même la régression spontanée d'un sarcome d'Ewing en dehors de tout traitement. En 1976, date des évènements, le pronostic de ce sarcome même traité était de toute façon particulièrement grave, puisque rigoureusement fatal. Dans l'éventualité où Délizia a bien présenté un sarcome d'Ewing, le caractère extraordinaire de sa guérison ne fait donc aucun doute.

Il reste néanmoins qu'à son propos, un autre diagnostic a été évoqué : celui d'une métastase osseuse de neuroblastome. Ce dernier désigne une tumeur maligne, née aux dépens de chaînes nerveuses situées de part et d'autre de la colonne vertébrale. Cette tumeur se développe pendant la vie intra-utérine et est considérée comme une tumeur embryonnaire. Les premières métastases osseuses apparaissent dans la seconde année de la vie, le décès survenant toujours avant l'âge de trois-quatre ans en l'absence de traitement. Quelques rares cas de guérisons spontanées ont bien été décrits, mais ils sont toujours survenus avant l'âge de deux ans. Jamais chez une enfant de onze ans, comme c'est le cas de Délizia, de sorte que là encore, le caractère extraordinaire de sa guérison ne peut être contesté.

Mais, on ne le répétera jamais assez, il s'agit là d'un cas tout à fait exceptionnel ! Il serait fou aujourd'hui de refuser les traitements médicaux les plus modernes, alors que de réels progrès ont été accomplis dans ce domaine depuis les années 70. D'ailleurs, prières et soins médicaux ne sont pas incompatibles !

Les traitements actuels font appel à la chirurgie, la radiothérapie et la chimiothérapie et permettent de très longues survies ou guérisons, en particulier chez les enfants de moins de dix ans présentant un sarcome d'Ewing. Même s'il s'agit d'une chirurgie lourde, il est possible de proposer une reconstruction osseuse ou une prothèse compatible avec une croissance normale. Seule condition requise : faire suivre son enfant dans des centres spécialisés et reconnus comme tels.

La vigilance est de mise, car dans le domaine des cancers de l'enfant, les charlatans sont hélas trop nombreux. Abusant de la détresse des parents, ils se présentent toujours comme des faiseurs de miracles. Or les miracles (ou guérisons médicalement inexplicables) sont exceptionnels... Bien plus rares que les guérisons obtenues après un traitement médical approprié !

Cancer : la fin justifie les moyens…

Dix cancers partirent à la conquête de l'homme.

L'un d'eux se heurta aux défenses immunitaires, et il n'en resta que neuf.

Neuf cancers s'infiltrèrent dans le corps humain.

L'un d'eux fut repéré par un test de dépistage, et il n'en resta que huit.

Huit cancers s'implantèrent au niveau des tissus.

L'un d'eux fut reconnu grâce à des signes d'appel, et il n'en resta que sept.

Sept cancers se développèrent au détriment des organes.

L'un d'eux fut opéré, et il n'en resta que six.

Six cancers grossirent jusqu'à comprimer les organes voisins.

L'un d'eux reçut un traitement médical préopératoire, et il n'en resta que cinq.

Cinq cancers envahirent les tissus avoisinants.

L'un d'eux fut irradié, et il n'en resta que quatre.

Quatre cancers envoyèrent des métastases.

L'un d'eux reçut un traitement par chimiothérapie, et il n'en resta que trois :

Trois cancers de fort mauvais pronostic.

Mais le premier tomba sur un homme persuadé de s'en sortir.

Le deuxième, sur un homme habitué à combattre et à lutter.

Et le troisième, sur un homme merveilleusement bien entouré.

Résultat, il n'en resta plus aucun !

Avec 200 000 nouveaux cas chaque année, le cancer est l'affection qui fait le plus peur aux Français. Pourtant, ce n'est pas une fatalité ! Les tumeurs programmées d'avance pour lesquelles l'hérédité joue un rôle primordial sont bien plus exceptionnelles qu'on ne le croit : c'est le cas du cancer de la rétine, du cancer du rein chez l'enfant et de certains cancers de la glande thyroïde.

Dans la très grande majorité des cas, c'est donc l'association de facteurs capables de modifier les cellules de l'organisme (encore appelés facteurs carcinogènes ou environnementaux) et de facteurs créant des conditions favorables à l'action des premiers (facteurs de prédisposition génétique) qui permet à une cellule cancéreuse de voir le jour et de se multiplier. Or, il est possible d'agir préventivement sur un certain nombre de ces facteurs environnementaux...

En modifiant certains de nos comportements, on peut effectivement prévenir jusqu'à la moitié des cancers ! Or cela n'a rien de compliqué. Commencer par supprimer le tabac, principalement impliqué dans les cancers du poumon, de la bouche, de l'œsophage, du pancréas, de la vessie, du col de l'utérus, de l'estomac et de certaines leucémies.

Puis réduire sa consommation d'alcool, mise en cause dans les cancers de la bouche, de la gorge, de l'estomac et du foie. La suppression du coktail « tabac et alcool » réduirait à elle seule un tiers de la mortalité par cancer, mais combien de Français en ont-ils seulement entendu parler ?

Et ce n'est pas tout ! Le rôle des aliments dans la survenue des cancers digestifs est aussi probable (quoique non démontré), car ils séjournent plusieurs heures par jour dans nos voies digestives. Médecins nutritionnistes et cancérologues conseillent donc d'éviter de prendre du poids : en effet, l'obésité joue un rôle favorisant dans les cancers du sein, de l'utérus, de la prostate, du côlon et du rectum. Ils recommandent aussi de réduire sa consommation en graisses animales (moins de viandes, moins de charcuteries, moins de beurre, moins d'œufs et moins de fromages), car elles sont accusées de favoriser les cancers du sein, du côlon, de la prostate et du pancréas. D'éviter ensuite la consommation régulière d'aliments fumés, salés ou cuits au barbecue, potentiellement cancérogènes pour l'estomac. D'augmenter enfin raisonnablement sa consommation de fruits, de légumes frais et de fibres qui semblent avoir un effet protecteur.

On peut encore diminuer les risques de survenue d'un cancer par quelques mesures de bon sens : s'exposer très progressivement et sous couvert d'une crème efficace aux rayonnements solaires impliqués dans la plupart des cancers de la peau. Avoir une meilleure protection virale, notamment contre le virus de l'hépatite B à l'origine de certains cancers du foie (grâce à la vaccination) et contre le papillomavirus et le virus du Sida (par les préservatifs), respectivement mis en cause dans les cancers du col de l'utérus et dans les sarcomes de Kaposi.

Respecter enfin les consignes de sécurité émises lors de la production, la manipulation et l'usage professionnel des substances cancérogènes (arsenic, amiante, nickel, chrome, chlorure de vinyle, benzène, etc.)

À côté de ces mesures de prévention trop souvent négligées, un dépistage régulier est le meilleur moyen de déceler le développement insoupçonné d'un cancer. Or, diagnostiqué à un stade précoce, un cancer a toutes les chances de guérir. C'est une excellente raison pour voir régulièrement son médecin – près de la moitié des cancers débute dans les régions de l'organisme couramment examinées au cours d'une visite médicale – et pour pratiquer les tests de dépistage recommandées par l'ensemble du corps médical : frottis cervico-vaginal dès les premiers rapports sexuels, autoexamen des seins en fin de période menstruelle et mammographie chez la femme de plus de cinquante ans, voire test de dépistage des cancers recto-coliques (ou test Hémoccult) chez les femmes et les hommes de plus de quarante-cinq ans. D'autres tests de dépistage peuvent aussi être préconisés par le médecin traitant, en fonction des antécédents personnels et familiaux de chacun.

Parallèlement, certains signes peuvent révéler un cancer avant que la maladie ne s'étende. Il est très important de prendre un avis médical chaque fois qu'un symptôme – quel qu'il soit – persiste au-delà de deux semaines et survient dans un contexte inhabituel.

En effet, mieux vaut consulter pour rien que passer à côté d'un authentique cancer. Certains symptômes sont plus évocateurs que d'autres : apparition d'un saignement, d'une grosseur, d'un ganglion isolé, modification du transit intestinal ou des habitudes urinaires, changement de la voix, difficulté pour avaler, modification d'une verrue ou d'un grain de beauté, difficulté de cicatrisation d'une lésion et fatigue anormale. Face à ces symptômes, le médecin est seul apte à établir un diagnostic. En cas de doute, un second avis peut être utile. Bien souvent, c'est une affection bénigne qui est retrouvée. Mais parfois, il s'agit d'un authentique cancer.

Attention ! Sous cette dénomination commune se cachent des tumeurs malignes très variées : selon les tissus aux dépens desquels elle se développent, leur localisation, leur vitesse de croissance, leur degré d'infiltration des tissus avoisinants, etc., les tumeurs ont un pronostic très différent. Ce dernier peut même être excellent, en particulier lorsque la tumeur est prise en charge à un stade précoce.

Les hommes ne réagissent pas tous non plus de la même manière à l'annonce d'un cancer. Or, il est probable que l'attitude qu'on adopte face à la maladie puisse jouer un certain rôle dans la réussite ou l'échec d'une thérapeutique. Sinon, comment expliquer que certains, avec un cancer de mauvais pronostic s'en sortent, quand d'autres avec un pronostic moins sombre finissent par mourir ?

Beaucoup demandent, à l'annonce d'une tumeur maligne, quelles sont leurs chances de survie. Mais les statistiques ont leurs limites ! En juillet 1996, pour la toute première fois, un patient britannique atteint d'un cancer a porté plainte contre ses médecins. Le motif de sa colère ? Être toujours en vie alors que les chiffres les plus optimistes lui donnaient moins de quelques semaines à vivre et que sur les conseils de ses médecins, il avait abandonné son travail, préparé son entourage à sa mort très prochaine et vécu des moments extrêmement pénibles sur le plan moral...

Ainsi, les exemples de patients ayant guéri contre toute attente ne manquent pas. Virginie a échappé deux fois à ses pronostics : pour son premier cancer, les médecins lui donnaient trois ans de sursis. Pour son second, environ vingt mois à vivre. Aujourd'hui pourtant, elle se porte comme un charme, quoi qu'en disent les statistiques !

Voilà qui pose le problème de ce qui peut être dit ou non au patient. C'est une question fréquemment posée par l'entourage. En fait, certains sont mieux armés pour se défendre lorsqu'ils connaissent la vérité : un peu, beaucoup ou pas du tout. Aussi, la solution la plus souvent retenue consiste à annoncer un cancer de la façon la plus progressive possible, en laissant au malade le soin de poser des questions s'il veut en savoir plus. De même, il faut toujours laisser de l'espoir et une porte ouverte sur le dialogue. L'annonce d'un cancer, l'hospitalisation et la mise en route de traitements parfois pénibles sont autant de causes de grand désarroi.

Au cours de toutes ces étapes, éprouver le besoin d'être aidé et ressentir l'envie d'en parler sont légitimes, tant pour le patient que pour son entourage. Aussi, la plupart des services d'oncologie médicale ont un psychologue ou un psychiatre auprès duquel il est possible de trouver soutien et réconfort. Les associations de malades remplissent aussi très bien ce rôle. Enfin, savoir que quelque part en France, d'autres malades se rétablissent chaque jour davantage de leur histoire cancéreuse est aussi très positif. On associe trop souvent le cancer à l'image de la mort, et l'on oublie tous les cas dont l'issue est heureuse. Or, les spécialistes en cancérologie ne manquent pas d'exemples ! Tous ont en mémoire des centaines de cas de rétablissements. Certains étaient prévisibles, mais d'autres, plus inattendus…

Georges, Pierre, Virginie et les autres auraient-ils un secret, un point commun susceptible d'expliquer leur guérison ? Physiquement, ils ne se ressemblent pas, ne sont pas de la même génération, n'habitent même pas à proximité les uns des autres. Leur entourage, leur mode de vie et leur niveau socio-culturel sont aussi très différents ! Pourtant, ils ont en commun d'avoir survécu à un cancer de mauvais pronostic. Et même deux cancers pour Virginie !

En fait, il n'y a pas une seule et unique façon d'appréhender sa maladie pour mettre toutes les chances de son côté, mais des dizaines. Or, aucune n'est universellement bonne ou mauvaise. La solution ne doit pas venir des autres mais de soi, et ce qui est bon pour Pierre ne l'est pas forcément pour Philippe…

Certains, comme Nicole, Virginie, Roland ou Jacques

ont trouvé la force dont ils avaient besoin dans les liens affectifs profonds qui les unissent à leur famille. D'autres, comme Délizia, ont puisé le soutien nécessaire dans la détermination farouche qu'avaient leurs proches de les sauver, ainsi que dans la croyance et dans la prière. Guy a établi des liens très privilégiés avec son équipe soigante. Marie-Jeanne a pris conscience de sa valeur devant le témoignage d'amour de son amant. Martine et Maurice se sont trouvés de multiples tâches à accomplir et autant de raisons de vivre. Georges s'est cherché des pensées agréables, Lise s'est découvert de nouveaux plaisirs dans les voyages et a multiplié ses contacts avec les autres. Lors de sa récidive cancéreuse, elle s'est aussi dit que si elle avait pu déjà en réchapper, elle pouvait encore s'en sortir une seconde fois. Philippe, quant à lui, a mis un point d'honneur à rester maître de la situation, refusant de tout accepter passivement, ne renonçant jamais à se battre, même pour un détail. De plus, il a pratiqué la méthode Coué : il a toujours été sûr et certain de survivre à son cancer... tout comme Louis d'ailleurs, puisqu'il n'était pas au courant de son affection ! D'autres enfin, ont mené un combat méthodique et impitoyable contre leur maladie, comme Suzanne ou Pierre.

De ce gros préjudice initial qu'est un cancer, ils ont donc réussi à tirer des énergies nouvelles. Et quelle que soit l'attitude qu'ils ont choisi d'adopter, elle est toujours restée positive, active et bien sûr en accord avec leurs références intellectuelles, spirituelles et émotionnelles.

Ainsi, rien ne sert de prier si l'on n'est pas croyant ! C'est peut-être là le secret de leur victoire sur la maladie. Faire tout simplement ce qu'ils pensaient être le mieux pour eux et vivre à cent pour cent. Continuer d'éprouver des joies et des peines et s'ouvrir aux autres. Rester les principaux acteurs de leur destinée. Et s'ils ont réussi, pourquoi pas vous ?

Mots pour maux!

• **Biopsie :** prélèvement d'un fragment de tissu suspect en vue d'établir un diagnostic par examen au microscope.

• **Cancer :** ensemble des maladies caractérisées par une croissance anormale et anarchique des cellules, dont la propagation peut se faire par voie sanguine, lymphatique ou par contiguïté; on en dénombre plus d'une centaine qui diffèrent les unes des autres par leur localisation, leur type histologique, leur vitesse de multiplication, le degré d'envahissement des autres organes, etc.

• **Carcinome :** tumeur maligne développée aux dépens de l'épithélium qui est le tissu recouvrant le corps (épiderme), les cavités internes (muqueuses) ou constituant les glandes.

• **Chimiothérapie :** traitement par des médicaments susceptibles d'agir sur les cellules cancéreuses : on la dit adjuvante lorsqu'elle vient en complément de la chirurgie ou de la radiothérapie. Curatrice, lorsqu'elle permet la stérilisation de toutes les cellules cancéreuses. Et palliative, dans le cas des cancers étendus ou métastasés, lorsqu'elle permet une survie appréciable et/ou une meilleure qualité de vie.

• **Chirurgie :** intervention visant à retirer la tumeur maligne, geste éventuellement complété par l'ablation des métastases accessibles, qu'elles soient ganglionnaires (on parle alors de curage ganglionnaire), viscérales ou osseuses. On la dit curatrice lorsqu'elle permet de retirer la totalité du tissu tumoral. Palliative lorsqu'elle vise à améliorer la survie ou la qualité de vie. Ou réparatrice, lorsque l'exérèse est suivie d'une reconstruction, pour rétablir une fonction, restituer une forme, etc.

• **Corticothérapie :** emploi des corticoïdes en complément des traitements anticancéreux classiques, dans le but de combattre certains effets secondaires de la tumeur comme l'œdème et d'améliorer le confort des patients, notamment grâce à l'action anti-inflammatoire et antalgique de ces produits.

• **Dépistage :** recherche d'un cancer à un stade très précoce, alors que les manifestations cliniques sont encore imperceptibles.

• **Greffe de moelle osseuse :** transfusion de moelle osseuse – ou de cellules souches préalablement stimulées grâce à des facteurs de croissance – chez un patient en aplasie médullaire, c'est-à-dire, dont la moelle ne produit pratiquement plus de cellules sanguines (globules rouges, globules blancs et plaquettes). Selon que la moelle provient d'une autre personne ou du patient lui-même, il s'agit respectivement d'une allogreffe ou d'une autogreffe.

• **Histologie :** étude au microscope de la structure et de la vitesse de croissance d'un tissu : elle est indispensable au diagnostic de cancer.

• **Hormonothérapie :** méthode expérimentale de traitement par les hormones, proposée pour les tumeurs dont l'origine hormonale est suspectée, comme le cancer de la prostate ou du sein. On la dit néoadjuvante car elle vient en complément d'une autre thérapeutique plus classique : chirurgie, chimiothérapie et/ou radiothérapie.

• **Immunothérapie :** méthode expérimentale de traitement du cancer à l'aide de susbstances d'origine microbienne, chimique ou hormonale, capables de stimuler le système immunitaire de l'organisme : le mélanome et le cancer du rein y sont classiquement sensibles. On la dit aussi néoadjuvante, car elle vient en complément d'une autre thérapeutique plus conventionnelle.

• **Marqueurs biologiques :** substances sécrétées par les tumeurs et dont le dosage peut être utile au diagnostic ou au pronostic du cancer.

• **Métastase :** localisation à distance d'une tumeur cancéreuse dite secondaire, propagée par voie sanguine ou lymphatique à partir d'une tumeur primitive.

• **Néoplasme :** tumeur, qu'elle soit bénigne ou maligne.

• **Prévention :** action visant à éviter la survenue d'un cancer en diminuant un certain nombre de facteurs de risque, tels que le tabac, l'alcool, une alimentation trop riche en graisses animales, l'exposition solaire abusive et l'usage professionnel des substances cancérogènes sans respect des normes de sécurité.

• **Radiothérapie :** traitement utilisant le rayonnement à haute énergie produit par les appareils à rayons X, le cobalt, le radium, etc., en vue d'empêcher les cellules cancéreuses de se reproduire.

• **Sarcome :** tumeur maligne développée aux dépens des tissus de soutien : tissus mous ou tissu osseux.

- **Stomie :** abouchement à la peau d'un organe creux, réalisant ainsi une communication artificielle vers l'extérieur. Elle permet l'évacuation de sécrétions telles que la salive, les urines ou les selles et se substitue aux voies normales d'évacuation, en cas d'obstruction ou après ablation chirurgicale.

- **Thérapie génique :** méthode thérapeutique expérimentale visant à introduire des gènes dits « suicide » dans des cellules cancéreuses qui ne les possèdent pas : leur expression aboutit à la mort cellulaire par la transformation de pro-médicaments inactifs en molécules actives toxiques pour la cellule tumorale.

- **Tumeur :** nom donné aux proliférations cellulaires formant un nouveau tissu. Bénigne, elle ne se propage pas à d'autres parties de l'organisme et sa guérison intervient avec son ablation chirurgicale. Maligne, il s'agit d'un authentique cancer.

L'union fait la force...

▶ Ligue nationale contre le cancer
Elle a pour objectifs de soutenir la recherche, de participer à la formation de ceux qui prennent en charge les malades, de développer l'information, la prévention, le dépistage sur le cancer et de favoriser l'assistance aux malades.

1, avenue Stephen-Pichon, 75013 Paris
tél. : 01 44 06 80 80
fax : 01 45 86 56 78
Minitel : 3615 Ligue Cancer ou 3615 Lalig

▶ Association pour la recherche contre le cancer
Elle est spécialisée dans la recherche, l'information, la communication et la prévention du cancer.

BP3, 94801 Villejuif Cedex
tél. : 01 45 59 59 59
fax : 01 47 26 04 75
Minitel : 3615 ARC

Allo cancer, pour poser ses questions en direct :
08 36 67 08 08,

Info cancer, pour être mis en relation avec un disque diffusant de nombreuses informations : 08 36 67 58 00, Brochures : 08 36 67 08 08.

► Artac
Cette association s'est spécialisée dans la recherche clinique et l'information sur la recherche. Ses objectifs sont multiples : stimuler l'innovation thérapeutique, associer les malades aux grandes orientations des recherches, promouvoir les résultats des études et contribuer à leur diffusion afin que les malades puissent bénéficier le plus rapidement possible des découvertes thérapeutiques.

Hôpital Boucicaut
78, rue de la Convention, 75015 Paris
tél. : 01 44 26 42 42
fax : 01 44 26 16 28

► Association psychisme et cancer
Elle a pour mission d'offrir une aide et une écoute aux personnes concernées par le cancer. Comment ? En favorisant les rencontres entre patients et psychothérapeutes, permettant ainsi aux malades de rompre leur isolement et de partager leurs expériences. Mais aussi en offrant le support d'un groupe au malade cancéreux, trop souvent plongé dans un vide relationnel.

60, rue Henri-Barbusse, 75005 Paris
tél./fax : 01 48 56 80 33

► Association française pour la prévention contre le cancer
Elle est spécialisée dans l'information sur la prévention et le dépistage du cancer.

13, rue Colisée, 75008 Paris
tél. : 01 40 74 04 54
fax : 01 40 74 05 11

▶ Fédération nationale des centres de lutte contre le cancer
Regroupant les 20 centres de lutte contre le cancer en France, la Fédération a des missions de formation, d'information, de collecte des données sur le cancer en provenance de ses centres et de promotion des essais thérapeutiques, en partenariat avec la Ligue nationale contre le cancer.

101, rue de Tobiac
75654 Paris Cedex 13
tél. : 01 44 23 04 04
fax : 01 45 84 66 82

Liste des vingt centres de lutte contre le cancer

▶ Centre Paul Papin
2, rue Moll
49033 Angers Cedex 01
tél. : 02 41 35 27 00

▶ Institut Bergonié
180, rue de Saint-Genès
33076 Bordeaux Cedex
tél. : 05 56 33 33 33

▶ Centre François-Baclesse
BP 5026, Route de Lion-sur-Mer
14021 Caen Cedex
tél. : 02 31 45 50 50

▶ Centre Jean-Perrin
BP 392, 30, place Henri-Dunant
63011 Clermont-Ferrand Cedex
tél. : 04 73 27 80 80

▶ **Centre G.-François-Leclerc**
1, rue du Professeur-Marion
21034 Dijon Cedex
tél. : 03 80 73 75 00

▶ **Centre René-Gauducheau - Site hospitalier Nord**
boulevard J.-Monod
44805 Saint-Herblain Cedex,
tél. : 02 40 67 99 00

▶ **Centre Antoine-Lacassagne**
36, voie Romaine
06054 Nice Cedex
tel : 04 92 03 10 00

▶ **Institut Curie**
26, rue d'Ulm
75231 Paris Cedex
tél. : 01 44 32 40 00

▶ **Institut Jean-Godinot**
BP 171, 1, rue du Général-Koenig
51056 Reims Cedex
tél. : 03 26 50 44 44

▶ **Centre Eugène-Marquis**
BP 6279, rue de la Bataille-Flandres-Dunkerque
35062 Rennes Cedex
tél. : 02 99 25 30 00

▶ **Centre Oscar-Lambret**
BP 307, rue F.-Combemale
59020 Lille Cedex
tél. : 03 20 29 59 59

► Centre Léon-Bérard
28, rue Laënnec
69373 Lyon Cedex
tél. : 04 78 78 28 28

► Institut J.-Paoli – I.-Calmettes
232, bd de Sainte-Marguerite
13273 Marseille Cedex 09
tél. : 04 91 22 33 33

► Centre Val-d'Aurelle – P. Lamarque
34298 Montpellier Cedex 05
tél. : 04 67 61 31 00

► Centre Alexis-Vautrin
av. de Bourgogne, RN 74, Brabois
54511 Vandœuvre-les-Nancy
tél. : 03 83 59 84 00

► Centre Henri-Becquerel
rue d'Amiens
76038 Rouen Cedex
tél. : 02 32 08 22 22

► Centre René-Huguenin
35, rue Dailly
92.211 Saint-Cloud Cedex
tél. : 01 47 11 15 15

► Centre Paul-Strauss
3, rue de la Porte-de-l'Hôpital
67085 Strasbourg Cedex
tél. : 03 88 25 24 24

▶ **Centre Claudius-Regaud**
20-24, rue du Pont-Saint-Pierre
31052 Toulouse Cedex
tél. : 05 61 42 42 42

▶ **Institut Gustave-Roussy**
Hautes-Bruyères, rue C.-Desmoulins
94805 Villejuif Cedex
tél. : 01 42 11 42 11

▶ À côté de ces centres de lutte contre le cancer, la plupart des centres hospitalo-universitaires, ou C.H.U. ont aussi leur service de cancérologie : les protocoles thérapeutiques utilisés sont similaires dans ces deux types d'établissement, ainsi qu'en province et à Paris.

Être à la page…

J'ai décidé d'être heureux parce que c'est bon pour la santé

Voltaire

Merci !

L'auteur tient tout particulièrement à remercier les témoins qui ont si gentiment accepté de lui dévoiler une partie de leur passé.

Elle souhaite également exprimer sa gratitude aux personnes qui, par leurs connaissances professionnelles ou leurs suggestions pertinentes, ont facilité son travail, notamment Mathilde Nobécourt et Françoise Simpère pour leur aide apportée à rencontrer certains de ces témoins, et tous les médecins sans lesquels cet ouvrage n'aurait pu voir le jour : Dr Gérard Bouvier, Pr Jean-Luc Breau, Pr Philippe Casassus, Pr Pierre Costa, Dr Rémy Delva, Pr Bruno Frachet, Pr Francis Larra, Dr Théodore Mangiapan, Dr Nicolas Mottet, Pr Philippe Mangin, et Dr Marc Spielmann.

Cet ouvrage a été achevé d'imprimer sur Roto-Page
par l'Imprimerie Floch à Mayenne,
pour les Éditions Albin Michel
en février 1997.

N° d'édition : 16226. N° d'impression : 40964.
Dépôt légal : février 1997.

Imprimé en France